普通高等学校 "十四五" 规划医学实验教学示范中心新形态教材

丛书总主编◎董为人　安威

医学微生物学实验教程

U0193859

主　编　刘水平　赵　卫

副主编　陈婉南　汤仁仙　陈峥宏　周　洲　谭宇蓉

编　者　（按姓氏笔画排序）

王革非　（汕头大学）　　　　　陈婉南　（福建医科大学）

尤红娟　（徐州医科大学）　　　林一凡　（南方医科大学）

邬国军　（中南大学）　　　　　周　洲　（南华大学）

刘水平　（中南大学）　　　　　赵　卫　（南方医科大学）

刘晓秋　（中国医科大学）　　　崔古贞　（贵州医科大学）

汤仁仙　（徐州医科大学）　　　温彦丞　（福建医科大学）

严　沁　（南京医科大学）　　　谢晓婷　（南方医科大学）

杨　健　（川北医学院）　　　　谭宇蓉　（中南大学）

谷李铭　（汕头大学）　　　　　熊　涛　（湖南中医药大学）

陈列松　（南华大学）　　　　　冀　磊　（杭州医学院）

陈峥宏　（贵州医科大学）

华中科技大学出版社

http://press.hust.edu.cn

中国·武汉

内 容 简 介

本书共分为十九章,内容包括医学微生物学实验室基本条件(第一、二章)、医学微生物学基础实验技术和主要病原体的检测鉴定技术(第三章至第十六章)和综合性、设计性实验(第十七章至第十九章)。

本书为纸数融合教程。每一章都提供了配套的数字资源,其内容包括知识拓展、教学 PPT、思考题答案等,体现了教程的先进性和实用性。

本书不仅可供全国高等学校临床医学专业五年制和"5+3"医学生使用,也可供其他学制医学生及教师使用,还可供基础、临床、预防、口腔医学类等专业和继续教育的师生参考使用。

图书在版编目(CIP)数据

医学微生物学实验教程 / 刘水平,赵卫主编.—武汉:华中科技大学出版社,2024.1(2025.1重印)
ISBN 978-7-5772-0542-7

Ⅰ. ①医… Ⅱ. ①刘… ②赵… Ⅲ. ①医学微生物学-实验-高等学校-教材 Ⅳ. ①R37-33

中国国家版本馆 CIP 数据核字(2024)第 019146 号

医学微生物学实验教程   刘水平   赵   卫   主编
Yixue Weishengwuxue Shiyan Jiaocheng

策划编辑:蔡秀芳
责任编辑:李   佩   毛晶晶
封面设计:廖亚萍
责任校对:朱   霞
责任监印:周治超
出版发行:华中科技大学出版社(中国·武汉)   电话:(027)81321913
           武汉市东湖新技术开发区华工科技园   邮编:430223
录   排:华中科技大学惠友文印中心
印   刷:武汉市籍缘印刷厂
开   本:889mm×1194mm   1/16
印   张:10.75
字   数:303 千字
版   次:2025 年 1 月第 1 版第 2 次印刷
定   价:39.80 元

普通高等学校"十四五"规划医学实验教学示范中心新形态教材

编审委员会

网络增值服务

使用说明

欢迎使用华中科技大学出版社医学资源网 yixue.hustp.com

① 教师使用流程

（1）登录网址：**http://yixue.hustp.com**（注册时请选择教师用户）

注册 〉 登录 〉 完善个人信息 〉 等待审核

（2）审核通过后，您可以在网站使用以下功能：

下载教学资源　　建立课程　　管理学生　　布置作业　　查询学生学习记录等

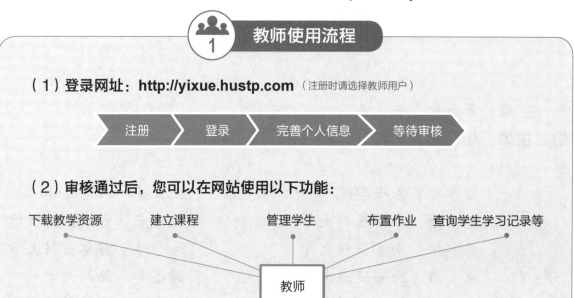

教师

② 学员使用流程

（建议学员在PC端完成注册、登录、完善个人信息的操作）

（1）PC 端操作步骤

① 登录网址：http://yixue.hustp.com（注册时请选择普通用户）

注册 〉 登录 〉 完善个人信息

② 查看课程资源：（如有学习码，请在个人中心－学习码验证中先验证，再进行操作）

选择课程

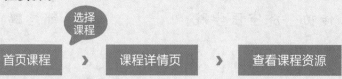

首页课程 　>　 课程详情页 　>　 查看课程资源

（2）手机端扫码操作步骤

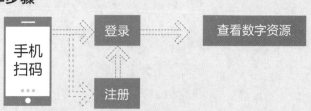

手机扫码　登录　查看数字资源　注册

序言

基础实验中融合临床-科研思维
助力高质量医学人才培养

当今世界正经历百年未有之大变局,融合创新成为新时代的主旋律,中国高等教育理应成为融合创新的领航者,而现实是大学发展仍落后于社会的发展。医学本科教育亦是如此,尤其是基础医学教育,而基础医学教育直接关系着基础研究、基础医学拔尖人才的培养以及新医科的成败。

创新性人才的培养不是一蹴而就的,要让学生养成融合创新思维的习惯,而养成该习惯的最佳途径便是将习惯培养贯穿到每一个日常的实验项目中,即在实验过程中将知识、思维和素养无缝融入,这本身也是课程思政的重要内涵。

本系列教材由高等学校国家级实验教学示范中心联席会基础医学组组织全国基础医学教学领域优秀的资深一线教师编写而成。

本系列教材最显著的特点是引导学生在传统实验项目的基础上,基于融合思维(基础与临床和科研相结合),发现影响实验的因素(变量);或者与其他学科(尤其是临床医学类)密切关联,进行设计和实验,从而培养学生的科研素养,使学生能够学以致用。本系列教材设有部分综合性、设计性和创新性实验,在潜移默化中培养学生的科研素养,为其之后的学习、工作奠定基础。

本系列教材适合各类各层次的高校教学使用,各学校可根据本校人才培养定位和学情自行确定教学方案。

本系列教材为普通高等学校"十四五"规划医学实验教学示范中心新形态教材。教材的编写有幸得到兄弟院校各位专家和教授的鼎力支持。本系列教材的付梓凝结着各位编者辛勤的汗水,同时也特别感谢山东数字人科技股份有限公司、郑州国希望教学用品有限公司、成都泰盟软件有限公司的大力支持。

由于时间紧,编者来自全国各高校,书中不妥之处在所难免,恳请使用本系列教材的师生不吝赐教,提出宝贵意见和建议,以便再版时改进,携手打造一套基础实验融合临床-科研思维、符合教学实际的精品教材,为推进我国高质量医学人才培养贡献一份力量。

普通高等学校"十四五"规划医学实验教学
示范中心新形态教材编审委员会

前言

　　为顺应高等医学教育的改革与发展,充分发挥基础医学实验教学在知识教育、能力和素质培养中的作用,实现创新型人才培养目标,高等学校国家级实验教学示范中心联席会基础医学组与华中科技大学出版社于2022年8月在海口会议上启动了本轮基础医学实验系列教程的编写工作。

　　根据实验教程编写要求和医学微生物学实验教学的特点,按照在传承中创新、兼顾实验内容系统性与各院校教学差异性的思路,我们对本教程内容安排和结构进行了多轮研讨。教程结构上主要参照理论教材的框架,以病原体为中心按章节布局。全书共设十九章,内容包括医学微生物学实验室基本条件(第一、二章)、医学微生物学基础实验技术和主要病原体的检测鉴定技术(第三章至第十六章)和综合性、设计性实验(第十七章至第十九章)。每章均设置教学的素质目标、能力目标和知识目标,并附思考题,起到复习和启发思维的作用。本教程内容编排形式上力求为基础理论知识、基本实验技能传授和学生能力提升相结合做支撑,各实验的结果分析讨论均给学生留有思考的空间。

　　本教程为纸数融合教程,附有配套的数字资源,其内容包括知识拓展、教学PPT、思考题答案,以及实验结果示例,体现教程的先进性和实用性。

　　本教程的编写由12所高校的医学微生物学教学科研一线专家合作完成,得到了华中科技大学出版社和本轮系列教程编写总主编的指导和帮助,同时得到了参编者所在院校的支持和北京大学医学部彭宜红教授的热心指导,在此一并致以衷心感谢。

　　鉴于编者学术水平和能力有限,本教程中难免有疏漏和不妥之处,恳请读者批评指正。

编　者

目录

第一章　实验室生物安全要求

学习目标

▲**素质目标**

培养生物安全观念,树立规矩意识,强化责任担当,防范实验室生物安全事故的发生。

▲**能力目标**

掌握避免实验室生物因子伤害风险的原则和措施,具有实验室生物安全风险评估和风险防范的能力。

▲**知识目标**

(1)熟悉实验室生物安全的目标和意义,树立病原微生物尤其是高致病性病原微生物的实验操作应在生物安全实验室进行的意识。

(2)掌握病原微生物的危害程度分级和生物安全实验室分级及适用范围。

(3)了解开展生物安全实验室风险评估的方法。

　　医学微生物学是高等院校生物医学专业的基础课程,病原微生物学实验室是进行教学、科研等工作的重要场所,其生物安全关系到工作人员和学生的人身安全、所在社区的人员和环境安全,是实验室正常运行的基础。实验室生物安全指在从事病原微生物实验活动中,避免病原微生物对工作人员和相关人员造成危害,对环境造成污染和对公众造成伤害,以及为了保证实验研究科学性的同时保护被实验因子免受污染所采取的综合措施,包括防护措施(硬件)和管理措施(软件)。2021年4月15日开始实施的《中华人民共和国生物安全法》第五章为"病原微生物实验室生物安全",要求加强对病原微生物实验室生物安全的管理,从事病原微生物研究的实验室应当符合生物安全国家标准和要求。因此,针对病原微生物尤其是高致病性病原微生物的实验操作,需要严格限制在生物安全实验室进行。

第一节　病原微生物危害程度的分类

一、我国对病原微生物危害程度的分类

　　2004年我国发布并实施了《病原微生物实验室生物安全管理条例》,这是我国第一部关于实验室生物安全的法律法规。其中第七条规定,国家根据病原微生物的传染性、感染后对个体或者群体的危害程度,将病原微生物分为四类(表1-1)。

　　第一类病原微生物的危害程度最高,第四类最低。第一类、第二类病原微生物统称为高致病性病原微生物。

Note

表 1-1　我国对于病原微生物的危害程度分类

分类级别	定　义
第一类	能够引起人类或者动物非常严重疾病的微生物,以及我国尚未发现或者已经宣布消灭的微生物
第二类	能够引起人类或者动物严重疾病,比较容易直接或者间接在人与人、动物与人、动物与动物间传播的微生物
第三类	能够引起人类或者动物疾病,但一般情况下对人、动物或者环境不构成严重危害,传播风险有限,实验室感染后很少引起严重疾病,并且具备有效治疗和预防措施的微生物
第四类	在通常情况下不会引起人类或者动物疾病的微生物

二、世界卫生组织对病原微生物危害程度的分级

生物安全是一个重要的国际性问题。世界卫生组织(WHO)早在 1983 年就出版了《实验室生物安全手册》(Laboratory Biosafety Manual)第 1 版,2020 年出版了第 4 版。该版本中生物安全的防范对象从"病原体和毒素"扩展至"生物因子"(biological agents),即"为防止无意接触生物因子或其意外释放而实施的控制原则、技术和做法",其中,"生物因子"指有可能导致感染、过敏、毒性或以其他方式对人类、动物或植物造成危害的微生物、病毒、生物毒素、颗粒或其他传染性材料等。

《实验室生物安全手册》根据感染性微生物的相对危害程度制订了危险程度等级的划分标准(WHO 的危险程度 1 级、2 级、3 级和 4 级),见表 1-2。由此可见,我国的分类与国际分级正好是相反的(表 1-3)。

表 1-2　世界卫生组织关于病原微生物的危险程度等级的划分标准

级　别	定　义
危险程度 1 级 (无或极低的个体和群体危险)	对人或动物致病的可能性很低的病原微生物
危险程度 2 级 (个体危险中等,群体危险低)	病原微生物能够对人或动物致病,但对实验室工作人员、社区、牲畜或环境不易导致严重危害。实验室暴露也许会引起严重感染,但对感染有有效的预防和治疗措施,并且疾病传播的危险有限
危险程度 3 级 (个体危险高,群体危险低)	病原微生物通常能引起人或动物的严重疾病,但一般不会发生感染个体向其他个体的传播,并且对该病原微生物引起的感染具有有效的预防和治疗措施
危险程度 4 级 (个体和群体危险均高)	病原微生物通常能引起人或动物的严重疾病,并且很容易发生个体之间的直接或间接传播,而且对感染一般没有有效的预防和治疗措施

表 1-3　不同危险程度等级的病原微生物比较

国际分级	中国分类	个体感染危险性	个体病症	传播危险性	治疗预防措施
1 级	四类	无、很低	很轻	很低	—
2 级	三类	中	中	低	有效
3 级	二类	高	重	中	有效
4 级	一类	很高	很重	高	无效

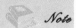

三、病原微生物危害等级检索

如果需要了解具体某一病原微生物的危害等级,可查找 2023 年 8 月我国颁布的《人间传染的病原微生物目录》,该目录对 508 种病原微生物的危害程度进行了具体定位。目录中对人间传染的病原微生物的中文名称、英文名称、分类学地位、危害程度分类、从事实验活动所需实验室等级和运输包装分类等内容做出了明确规定,共包括三个表格,表一为病毒类(包括朊病毒)病原体的分类目录,表二为细菌、放线菌、衣原体、支原体、立克次体、螺旋体类病原体的分类目录,表三为真菌类病原体分类目录。在做病原微生物实验前,必须根据实验室在从事实验活动中接触不同病原体(或材料)的实际情况,明确相应的实验室安全级别。

第二节 生物安全实验室防护水平的分级

一、我国对生物安全实验室的分级

生物安全实验室指为避免危险生物因子造成实验室人员暴露、向外环境扩散,利用防护屏障和管理措施,以达到生物安全要求的生物实验室和动物实验室。根据所操作微生物的危害等级不同及实验室活动内容差异,需要对所操作的生物因子采取不同的防护措施,实验室的设计特点、建筑结构和屏障设施等防护措施也要与之对应和配套。《病原微生物实验室生物安全管理条例》根据这些差异将实验室生物安全防护水平(biosafety level,BSL)分为四级,一级防护水平最低,四级防护水平最高。以 BSL-1、BSL-2、BSL-3、BSL-4 表示实验室的相应生物安全防护水平;以 ABSL-1、ABSL-2、ABSL-3、ABSL-4 表示涉及从事感染动物活动实验室的相应生物安全防护水平。

为了加强对病原微生物实验室生物安全的管理,病原微生物实验室应当符合生物安全相关国家标准的要求。2017 年 7 月 24 日中华人民共和国国家卫生和计划生育委员会发布了《病原微生物实验室生物安全通用准则》(WS 233—2017),并于 2018 年 2 月 1 日实施。第 4 条规定了"实验室生物安全防护水平分级与分类",第 6 条规定了"实验室设施和设备要求"。对四个级别的生物安全实验室的工作范围进行了明确的规定。

生物安全防护水平为一级的实验室(BSL-1),适用于操作对个体、动植物或环境危害较低,通常情况下不会引起人类或者动物疾病的微生物。

生物安全防护水平为二级的实验室(BSL-2),适用于操作能够引起人类或者动物疾病,但一般情况下对人、动物或者环境不构成严重危害,传播风险有限,实验室感染后很少引起严重疾病,并且具备有效治疗和预防措施的微生物。按照实验室是否具备机械通风系统,BSL-2 实验室可分为普通型 BSL-2 实验室、加强型 BSL-2 实验室,后者具备机械通风系统。

生物安全防护水平为三级的实验室(BSL-3),适用于操作能够引起人类或者动物严重疾病,比较容易直接或者间接在人与人、动物与人、动物与动物间传播的微生物。

生物安全防护水平为四级的实验室(BSL-4),适用于操作能够引起人类或者动物非常严重疾病的微生物,我国尚未发现或者已经宣布消灭的微生物。

不同等级的生物安全实验室要求见表 1-4。

表 1-4　不同等级的生物安全实验室要求

实验室名称	动物实验室名称	实验操作危害性	实验室防护能力	实验室硬件要求
BSL-1	ABSL-1	无、很低	无、很低	普通建筑结构；有可控制进出的门
BSL-2	ABSL-2	中	有	有生物安全柜和高压蒸汽灭菌器；有可自动关闭的带锁的门
BSL-3	ABSL-3	高	较高	有负压系统、独立的送排风系统，并有高效过滤器、双扉高压蒸汽灭菌器等
BSL-4	ABSL-4	很高	高	有生命支持系统、消毒系统等

二、确定实验活动所需实验室级别的注意事项

一般而言，对于不感染人或动物的微生物，可在 BSL-1 实验室进行操作；如果病原体的致病性不强，并且不形成气溶胶，可在 BSL-2 实验室操作；如果病原体的致病性强，且易通过气溶胶传播，则需在 BSL-3 实验室操作；对于极少数致病性和传染性极强并缺乏有效预防和治疗手段的病原体，必须在 BSL-4 实验室操作。BSL-1 和 BSL-2 实验室不得从事高致病性病原微生物实验活动。BSL-3 实验室和 BSL-4 实验室可从事高致病性病原微生物实验活动，但应当获得国家认可。

值得注意的是，四类病原微生物与四个等级的生物安全实验室虽有关系，但并不一一对应，即生物因子的风险分组并不直接对应于实验室的生物安全水平。针对一种特定情况的实际风险不仅受所操作生物因子的影响，还受所开展具体实验的程序和从事实验室活动的操作人员能力的影响。确定某一病原微生物的具体实验操作所需的实验条件即实验室的生物安全防护水平，应在风险评估的基础上，平衡安全措施与实际的风险，依据国家相关主管部门发布的《人间传染的病原微生物目录》，不能低于国家标准。

知识拓展
1-1

【知识拓展 1-1】　生物安全实验室的设计原则和基本要求

第三节　生物安全风险评估及实验室使用要求

一、生物安全风险评估的目的与内容

如何识别与控制生物安全实验室危险因素是防止生物安全事故发生的基本保障。实验室生物安全的核心内容是生物安全风险评估，而病原微生物危害评估是生物安全风险评估的重要组成部分。病原微生物危害评估是基于病原微生物危害程度及相关背景资料，同时考虑实验活动中可能涉及的传染因子或潜在传染因子等其他因素，对病原微生物造成的伤害、损害或者导致疾病发生的可能性所进行的全面评估。GB 19489—2008 和 WS 233—2017 等均要求当实验室活动涉及致病性生物因子时，实验室应进行生物安全风险评估。因此，当实验室的相关实验操作涉及感染性或潜在感染性的生物因子时，进行风险评估显得尤为重要。

实验室生物安全风险评估应以国家法律、法规、标准、规范，以及权威机构发布的指南、数据等为依据，对已识别的风险进行分析，形成风险评估报告。一般来说，风险评估报告的内容包括七个方面：与病原微生物有关的风险评估，与动物实验有关的风险评估，与实验室活动有关的风险评估，与实验室仪器、设备相关的风险评估，与实验人员有关的风险评估，与实验室环境有关的风险评估，实验室生物安全管理制度方面的风险评估。

二、生物安全风险评估的方法

生物安全风险评估应由具有经验的不同领域的专业人员(不限于本机构内部的人员)进行。风险评估应考虑(但不限于)下列内容:生物因子已知或未知的特性,如生物因子的种类、来源、传染性、传播途径、易感性、潜伏期、剂量-效应(反应)关系、致病性(包括急性与远期效应)、变异性、在环境中的稳定性、与其他生物和环境的交互作用、相关实验数据、流行病学资料、预防和治疗方案等。

生物安全风险评估报告一般按以下格式编写:实验活动(项目计划)简介、评估目的、评估依据、评估方法/程序、评估内容、评估结论。风险评估报告应注明评估时间及编审人员。风险评估报告应经实验室设立单位批准。依据风险评估结论采取相应的风险控制措施。采取风险控制措施时宜优先考虑控制风险源,再考虑采取其他措施降低风险。

总之,加强病原微生物实验室的生物安全风险评估是减少和避免实验室感染发生的关键。当出现以下情况时,实验室需要进行新的风险评估:病原体生物学特性或防控策略发生变化时;开展新的实验活动或变更实验活动(包括设施、设备、人员、活动范围、规程等);操作超常规量或从事特殊活动;本实验室或同类实验室发生感染事件、感染事故;相关政策、法规、标准等发生改变。

三、生物安全实验室使用要求

1. 生物安全实验室准入制度　生物安全实验室的基本要求:实验室入口须贴上醒目的生物危险标识,注明危险因子、生物安全级别、实验室负责人及其他相关负责人姓名、电话;需要制订有效的防鼠防虫措施;实验室内所有物品应专用,需带出时必须严格消毒;与实验无关的物品不得带入实验室,培养基、组织、体液等必须放入防漏密闭的容器内储运(图1-1、图1-2)。

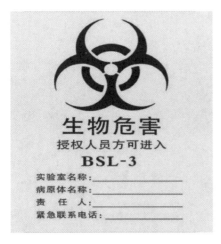
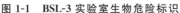

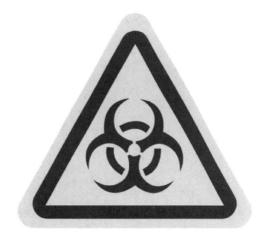

图 1-1　BSL-3 实验室生物危险标识　　　　　图 1-2　国际通用生物危险标识

工作人员进入实验室的基本要求:生物安全实验室由于操作对象和实验内容的特殊性,必须禁止非工作人员进入实验室,参观实验室等特殊情况须实验室主任批准方可进入;进入实验室后,严禁在实验室工作区饮食、吸烟、处理隐形眼镜、化妆、存放食物和日常生活用品;实验室工作人员进入实验室之前应正确选择和科学使用个体防护装备。

2. 生物安全实验室使用过程管理　对于实验室的一些大型仪器设备,操作者必须经过培训并且培训合格之后才能使用;同时需要做好仪器设备的使用维修记录。在实验过程中,严格按有关操作规程操作,以防溅出液体和产生气溶胶。用移液器吸取液体,严禁口吸。制订尖锐器具的安全操作规程。血清学试验、病原微生物检测、样品处理及分装应在Ⅱ级生物安全柜内进行。样本离心时,离心机应放在排毒柜内或生物安全柜内进行,以防产生气溶胶或液体溅出。

每天至少消毒一次工作台面,感染性物质溅出后要随时消毒。接触微生物或含有微生物的物品后要洗手。实验完毕,先消毒物体表面,再按规定程序脱下个人防护用品,并进行空气消毒。离开实验室前,必须按有关规定清洁消毒双手。仪器设备运出实验室前必须按有关规定进行严格灭菌。

3. 实验室废弃物管理 在处理实验样本和进行实验室检测等时产生的废弃物,如平板、吸头盒、塑料试管等应放入适当的容器或严格防漏的高压袋内。另外,实验过程中产生的污染性液体物质、废弃的液体标本、培养物等应放在盛有消毒液的严格防漏的专用容器中,并及时加盖;进行实验所必须使用的锐器,如一次性注射器、针头、微量移液器吸头、玻璃器具、手术刀片及碎玻璃,必须放入指定专用的坚壁容器中,加盖密封。除此之外,在每次实验完成后,所有盛有废弃物的容器应进行高压蒸汽灭菌。实验室所有垃圾及用过的乳胶手套、隔离衣、口罩、一次性帽子等,以及留验期过后的所有临床标本,经灭菌处理后再进行后续处理(如将灭菌后的实验室废弃物运出实验区,并送到指定地点集中焚烧处理)。

最后,值得注意的是高压蒸汽灭菌器的使用方法,应严格按使用说明操作,确保在 121 ℃下至少消毒 30 min,以达到有关灭菌要求。

【知识拓展 1-2】 生物安全柜标准操作规程

知识拓展
1-2

 思考题

1.什么是实验室生物安全和生物因子?
2.试比较国内外病原微生物的危险程度分级的差异。
3.简述生物安全实验室分级及适用范围。
4.试述不同等级的生物安全实验室的基本要求。
5.如何开展生物安全实验室风险评估?

(谢晓婷　赵　卫)

思考题答案

第二章　常用仪器设备简介

学习目标

▲**素质目标**

培养科学探索的实践精神与责任心;树立规则意识和严谨求实的科学态度,具有无菌观念,加强对医院内感染的认识。

▲**能力目标**

掌握显微镜的使用技能;掌握消毒与灭菌的操作方法;掌握微生物培养中的无菌操作和培养方法。

▲**知识目标**

(1)掌握普通光学显微镜的原理和使用、高压蒸汽灭菌法和电热恒温干燥箱灭菌法的操作方法,以及Ⅱ级生物安全柜的使用方法。

(2)熟悉各类光学显微镜、生物安全柜和超净工作台的原理,以及过滤除菌方法。

(3)了解电子显微镜的工作原理,了解其他消毒灭菌方法。

在医学微生物学实验中,需要许多实验仪器,包括一些通用仪器比如天平、离心机、分光光度计、水浴锅以及微生物实验相关的设备。下面重点介绍微生物实验相关设备,包括微生物观察设备、微生物培养设备及无菌操作设备的使用。

第一节　微生物观察设备

显微镜是微生物实验中最基本的观察设备。显微镜种类多,除了普通光学显微镜之外,还包括高级电子显微镜和原子显微镜。根据照明技术,显微镜可分为明视野显微镜、暗视野显微镜和荧光显微镜。根据显微成像技术,显微镜又可分为相差显微镜、干涉显微镜和偏光显微镜。根据显微镜的镜体构造,显微镜又可分为倒置显微镜、实体显微镜和比较显微镜。本节主要介绍普通光学显微镜(明视野显微镜)、暗视野显微镜、荧光显微镜、相差显微镜、倒置显微镜。

【知识拓展2-1】　微生物学的开拓者——列文虎克

一、普通光学显微镜

(一)基本原理

1.一般原理　先用一组焦距很短、尺寸较小的透镜组(物镜)先对微小的标本做第一次成像,可以获得一个有最大放大效果的倒立实像,所得实像再通过一组尺寸较长的透镜组(目镜)做第二

Note

次成像,获得一个最大放大效果的虚像。经过两次放大的虚像调节到观察者的明视距离,就可以清楚看到直接用肉眼看不到的微小物体(图 2-1)。

2. 油镜的原理 由于油镜是高倍物镜,镜头极小,进入的光线不足,加之光线穿过载玻片,进入镜头前空气的折射作用使光线分散,不能全部进入油镜头内,造成视野很暗,物像不清。而在物镜和载玻片间滴加与载玻片折射率相近的香柏油后,光线进入载玻片后基本不折射而全部进入油镜头内(图 2-2),便可获得足够亮度和清晰度的物像。

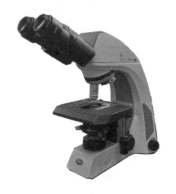

图 2-1 普通光学显微镜

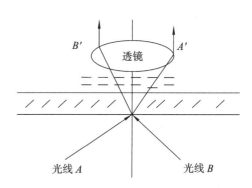

图 2-2 油镜的光路原理

(二)基本操作

请参考相关资料,将表 2-1 填写完整。

表 2-1 普通光学显微镜的使用方法

序号	步　骤	使　用　方　法	问　　题
1	照明调节		
2	安放标本片		
3	调焦和观察		物镜与载玻片是否接触?
4	油镜的使用		载玻片是否需要干燥? 油镜如何清洗?

(三)使用注意事项

(1)显微镜结构精密,不要轻易拆卸,搬运显微镜时应使镜身保持直立,切勿单手拎提。

(2)物镜转换器和粗、细准焦螺旋结构精密,不要轻易拆装,如有问题,应及时联系专业人员维修。

(3)显微镜应保持洁净,镜筒内无论何时都应插入目镜,防止灰尘进入堆积在物镜的后面。

(4)用二甲苯擦拭镜头时,用量应较少并避免长时间擦拭,防止镜头使用的黏合剂被溶解。

二、暗视野显微镜

暗视野显微镜是在普通光学显微镜中装入暗视野聚光镜的特殊装置。此聚光镜中央为一块不透光的挡板,光线不能直接射向镜筒,故视野背景黑暗。通过调节聚光镜的位置,聚光镜周边的光线均照射在标本上,但不能直接进入物镜中。由于标本中存在一个微粒(如细菌、细胞),可以引起散射现象,散射的光线可进入物镜并成像(丁铎尔现象)。结果背景是暗的而标本发亮。这种方法也称为暗视野映光法。

暗视野显微镜的操作方法与普通光学显微镜基本相同,但需要在暗室操作,并在光源调节步骤中增加暗视野聚光镜的调节。

三、荧光显微镜

荧光显微镜需要在普通光学显微镜的基础上增加特殊的光源和滤光片。荧光显微镜的光源常用150~200 W的高压汞灯，可以发射丰富的紫外光和紫蓝光作为激发光。滤光片包括激发滤片和吸收滤片，其中激发滤片装于光源与滤光镜之间，可选择性通过某一波长的光线，来激发标本中的荧光素发出荧光。吸收滤片装在目镜和物镜中间，可吸收紫外光和紫蓝光，可保护眼睛并清除视野中非激发光的其他光线，便于观察标本。

荧光显微镜需要在暗室操作，预先开启光源并待其稳定，根据观察标本中的荧光素选择安装合适的激发滤片和吸收滤片，后续操作与普通光学显微镜基本相同。

四、相差显微镜

由于大部分活的生物体为无色透明的，虽然光线穿过时会产生相位的变化，但一般不会产生明显的波长和振幅的变化。人的肉眼对波长（颜色）和振幅（亮度）的变化比较敏感而难以察觉相位的变化，而染色会造成生物体的死亡，所以利用普通光学显微镜观察活的生物体较为困难。虽然借助暗视野显微镜能观察到活体，但只能看到物体表面的散射光圈，并不能看到内部的微细结构。相位显微镜是将物体本身的相位差转变为振幅差，即把光程差改变为明暗差的显微镜。

相差显微镜的主要特殊构造为显微镜灯上的环状光阑、带有相板的相差物镜以及合轴调整用目镜。环状光阑是由环状圆孔构成的光阑，可以形成环状分布的明暗区域，通过合轴调整用目镜后，此区域经物镜折射后会与相板的环状区域重合。其中，相板的半透明区和明区重合，穿过此区的光线为通过标本后未出现明显偏斜的光线；相板的吸光区和暗区重合，穿过此区的光线为通过标本后出现明显偏斜的光线。相板的半透明区和吸光区涂有不同物质，能够使通过的光线产生一定的相位差。这两组光线再通过目镜收敛后，又会在同一条路线上行进，不同相位差的光线互相干涉，将相位差转别为振幅差（亮度差），最终呈现为人眼可观察的物像。

相差显微镜观察用的标本通常为水浸标本。操作时先更换合轴调整专用目镜观察物镜后的相板，通过调整环状光阑和聚光器，使环状光阑的环状结构和相板的环状结构重合，再更换观察用目镜进行标本观察。后续操作步骤与普通光学显微镜类似，但要注意操作过程中不要转动聚光器和光阑。更换物镜时，也需要更换配套用的环状光阑以及重新进行合轴调整。

五、倒置显微镜

普通光学显微镜的物镜朝下，观察时标本面应朝上，标本放在物镜的下方。倒置显微镜的物镜是朝上的，故观察时标本放在物镜的上方，被观察的是标本的下方。倒置显微镜的基本原理和操作方法与普通光学显微镜相似。倒置显微镜主要适用于观察培养皿或培养瓶中的样品，广泛应用于细菌、细胞和组织培养中。

【知识拓展2-2】　电子显微镜简介

知识拓展
2-2

第二节　微生物培养设备

微生物的培养是微生物实验的重要部分。通过微生物培养，人们可以获取纯种微生物以进行观察，并用于研究微生物的特性、进行病原学诊断以及指导感染性疾病的临床防治。在微生物实验室中，微生物培养设备主要包括消毒与灭菌设备、培养设备。

一、消毒与灭菌设备

在微生物的培养过程中，应避免其他微生物的污染。故微生物培养过程中使用的器材和环境都应进行消毒与灭菌。消毒与灭菌的方法包括物理方法和化学方法,以下主要介绍微生物实验室常用的物理灭菌方法和相关设备。

(一)高压蒸汽灭菌器

高压蒸汽灭菌法是实验室灭菌最常用的方法,属于湿热灭菌法。常用于一般培养基、生理盐水、手术敷料等耐高温、耐湿物品的灭菌,但不足以灭活朊病毒。高压蒸汽灭菌器是微生物实验必不可少的常用仪器,有立式、卧式、手提式之分。下面以手提式高压蒸汽灭菌器为例进行简要介绍。

1. 工作原理及基本结构 高压蒸汽灭菌器的工作原理是加热位于灭菌器底部的水,整个灭菌器是密闭的环境,蒸汽不能外溢,压力不断上升,使水的沸点不断提高,从而使锅内温度升高。在压力达到 103.425 kPa 时,锅内温度可达到 121.3 ℃。在此蒸汽温度下维持 15~20 min,可以保证芽胞在内的所有微生物都被杀死,达到灭菌的效果。

其主要结构包括坚固的双层金属壁蒸锅和密闭的盖。盖上装有排气阀、安全阀、温度计和压力表,其中排气阀和安全阀用于调节灭菌器内蒸汽压力,温度计和压力表用于指示灭菌器内部的温度和压力。灭菌器内部有金属灭菌桶或带孔的金属搁板,用于放置待灭菌物品。

2. 使用方法

(1)首先取出灭菌桶或金属搁板,向锅内加水至规定水位。

(2)将灭菌桶或搁板放回,装入待灭菌的物品。将锅盖上对称的螺栓同时旋紧(切勿单个依次旋紧),使螺栓松紧一致,勿使其漏气。

(3)开启加热,同时打开排气阀,使水沸腾以排除锅内的冷空气。待有大量蒸汽逸出时,可认为锅内冷空气已被排尽,此时可关闭排气阀。

(4)继续加热直到压力达到 103.425 kPa 时开始计时,并通过调节热源或设定程序(仅限自动高压灭菌锅)使压力稳定,维持规定时间(常用 20 min)。

(5)灭菌时间达到后,停止加热,让灭菌锅内温度自然下降,当压力表的压力下降至零时,方可打开排气阀,旋松螺栓,打开盖子,取出灭菌物品。

3. 注意事项

(1)定期检查压力表的性能是否正常,使用时检查排气活塞及安全阀门是否正常,以免发生危险。

(2)灭菌物品不应放置过于拥挤,以免妨碍蒸汽流通而影响灭菌效果。

(3)灭菌开始时,必须将高压蒸汽灭菌器内冷空气完全排出,否则压力表上所显示压力并非全部是蒸汽压力,导致灭菌不彻底。

(4)灭菌过程中和灭菌完毕后,切不可突然打开排气阀放气减压,以免瓶内液体因压力突然减小而冲出外溢。

(二)电热恒温干燥箱

电热恒温干燥箱又称电热鼓风干燥箱、烤箱。在微生物实验中主要用于耐高温且需要干燥的物品的灭菌。电热恒温干燥箱灭菌法属于干热灭菌法。

1. 工作原理和基本构造 电热恒温干燥箱是由双层铁板制成的长方形金属箱,外壁内层装有隔热的石棉板。加热元件分布于电热恒温干燥箱的底侧,一般情况下为内置的电热线圈。内壁上有数孔,用于流通空气。门中间装有双层钢化玻璃窗,用于保温状态下观察箱内情况,箱内有数层金属板架用于放置待灭菌物品。箱内温度由温度传感器及控温仪控制,使其维持恒温。箱外前方有温度调节器,用以调节温度。常用的干热灭菌法的温度为 160~180 ℃,时间通常为 2 h。

2. 使用方法

(1)待灭菌的物品包装好后,将其置于电热恒温干燥箱内,关闭箱门通电。

(2)开启加热开关,调节温度调节器至所需要的温度,可以同时开启鼓风机开关,使鼓风机工作。

(3)当温度上升至所需温度时,指示灯灭。在恒温过程中,借助箱内控温器自动控温,不用人工管理。通常设置温度为160~180 ℃,保持 2 h 即可达到灭菌效果。

(4)灭菌完毕后,停止加热。待温度自然下降至 40 ℃以下,方可开门取物。否则冷空气突然进入,易引起玻璃炸裂;且热空气外溢,往往会灼伤取物者的皮肤。

3. 注意事项

(1)箱体必须可靠接地,以确保安全。通电时切记打开箱体侧门,内有电器线路可能导致触电。切勿用湿布擦拭,更不能用水清洗。

(2)易燃物品不宜放入箱内进行灭菌,如必须放入,需事先测得其燃点,防止其燃烧。气体、油垢性物品应防止因超温而引起燃烧和爆炸。灭菌温度不宜超过 180 ℃,否则棉花及包装用纸可能会引燃。

(3)箱内物品放置不宜拥挤,否则会使灭菌效果下降,亦可造成危险。

(三)滤菌器

滤菌器主要用于除去空气、不耐热液体(如血清、腹水、一些培养液、某些药物等)中污染的细菌和真菌。但不能完全除去病毒、支原体和 L 型细菌。

1. 工作原理和分类 滤菌器的工作原理大体类似,使用孔径极小且能阻挡细菌通过的薄膜、陶瓷、硅藻土、石棉或玻璃砂等制成,分类很多,常用的有下列几种。

(1)薄膜滤菌器:目前最常用的液体滤菌器,由硝酸纤维素膜制成,滤膜孔径在 0.45 μm 以下,最小的为 0.1 μm,大于孔径的颗粒(细菌、真菌)将不能通过。

(2)赛氏(Seitz)滤菌器(赛氏细菌滤器):即石棉滤菌器,由三部分组成。上部为金属圆筒,用以盛装将要过滤的液体;下部的金属托盘及漏斗,用以接收滤出的液体;上、下两部分中间为石棉滤板。滤板按孔径大小可分为三种:K 滤孔最大,主要用于澄清液体;EK 滤孔较小,供过滤除菌;EK-S 滤孔更小,可阻止一部分较大的病毒通过。滤板依靠侧面附带的紧固螺旋拧紧固定。

(3)贝克菲尔滤菌器:用硅藻土加压制成的空心圆柱体,底部连接金属托盘,托盘中央有金属导管,金属导管插入橡皮塞,以便装在抽气瓶上。在圆柱体外,有玻璃套管,用以盛放被滤过液体。按滤孔大小分为三种类型:V 型,只滤去大部分细菌;N 型,能滤去所有细菌,但病毒能够通过;W 型,能滤去一部分较大病毒。一般滤菌使用 N 型。

(4)玻璃滤菌器:滤板采用细玻璃砂在高温下加压制成,孔径为 0.15~250 μm,分为 G1~G6 六种规格,其中后两种规格可阻挡细菌通过。

(5)HEPA 过滤器:即高效分子空气过滤器(high efficiency particulate air filter,HEPA),分为初、中、高三级,能除去空气中粒径为 0.5~5 μm 的尘埃颗粒,也能清除附着在尘埃上的微生物。初级过滤器采用塑料泡沫海绵,过滤率小于 50%;中级过滤器用无纺布,过滤率为 50%~90%;高级或亚高级过滤器用超细玻璃滤纸,过滤率为 99.95%~99.99%。

2. 使用和维护方法 HEPA 过滤器主要在空气除菌的生物洁净技术中使用,注意采用合理的气流流动方式。以下主要介绍液体滤菌器的使用和维护方法。

(1)将清洁的滤菌器(赛氏滤菌器、薄膜滤菌器须先将石棉板或滤菌薄膜放好,螺栓拧紧)和配套的滤瓶(注射器用薄膜滤菌器可以不需要配套滤瓶,用可以盛放除菌后液体的容器即可)分别用纸或布包装好,进行高压蒸汽灭菌。

(2)在无菌条件下将滤菌器和滤瓶安装好,并使滤瓶的侧管与缓冲瓶相连,再将缓冲瓶与抽气机相连(注射器用薄膜滤菌器无此步骤)。

(3)将待过滤液体倒入滤菌器中,开动抽气机使滤瓶中压力减低,滤液则徐徐流入滤瓶中,滤液少时可提前在滤瓶中放置试管接收滤液。注射器用薄膜滤菌器的使用则是直接用注射器吸

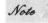
Note

11

取待过滤液体,再将无针头注射器与滤菌器相连,推动注射器使液体通过滤菌器,并用灭菌后的容器收集即可。

(4)过滤完毕,迅速按无菌操作将除菌后的液体保存。非一次性的除菌滤菌器应高压蒸汽灭菌后,洗净备用。

二、培养设备

微生物的培养需要较为恒定的温度(病原微生物培养温度以 36～37 ℃为宜)和适宜的气体条件,用以维持这种条件的设备称为培养设备。下面主要介绍微生物实验室常用的三种培养设备。

(一)恒温培养箱

恒温培养箱又名孵育箱、暖箱或培养箱,是培养微生物的主要设备。

1. 基本构造和工作原理　恒温培养箱包括电热式培养箱和隔水式培养箱。电热式培养箱的构造和工作原理与电热恒温干燥箱基本类似,区别主要是发热功率的大小,培养箱所需要的温度远低于干燥箱,其需求功率较低。隔水式培养箱采用电热管加热水的方式加温,由于水的比热容较大,其温度的保持会更加稳定,是现在实验室常用的恒温培养箱。其外壳通常用石棉板或铁皮喷漆制成,内层为紫铜皮制成的储水夹层,夹层用石棉或玻璃棉等绝热材料制成,可增强其保温效果。培养箱设有温度计,用温度控制器自动控制,使箱内温度恒定。在培养箱的正面和侧面有指示灯和温度调节旋钮,可以设置温度和指示加热器工作情况。

2. 使用和维护方法

(1)将培养箱接通电源,升温指示灯亮,表示电热管开始工作,可以通过调节温度调节旋钮设定到所需温度。待温度达到后,升温指示灯熄灭,表明箱内已达到所需温度,此后箱内温度由温度控制器自动控制。

(2)在放入和取出培养物时,应随手关闭箱门,以免温度产生波动。

(3)在培养箱工作时,为防止箱内干燥,根据需要,可在箱内放置盛水容器,以维持一定湿度。

3. 注意事项

(1)严禁无水干烧、加热,以免烧坏加热管。

(2)切勿将仪器倒置,以免水溢出。

(3)为了减少水垢产生,最好使用蒸馏水。

(二)CO$_2$培养箱

CO$_2$培养箱为一类特殊的培养箱,除了提供恒定的温度外,还能提供充足的 CO$_2$,主要用于奈瑟菌、布鲁菌等细菌的初次分离培养,也常用于一些对环境条件要求苛刻的原代和传代细胞的培养。

1. 基本构造和工作原理　CO$_2$培养箱恒温的原理和恒温培养箱相同,特殊部分在于能通入CO$_2$。CO$_2$的浓度控制是通过 CO$_2$传感器来进行的。CO$_2$传感器用来检测箱体内 CO$_2$浓度,将检测结果传递给控制电路及电磁阀等控制器件,如果检测到箱内 CO$_2$浓度偏低,则电磁阀打开,CO$_2$进入箱体直到浓度达到所设置浓度,此时电磁阀关闭,使 CO$_2$浓度维持在稳定状态。CO$_2$采样器将箱内 CO$_2$和空气混合后的气体取样到机器外部面板的采样口,可随时用 CO$_2$浓度测定仪来检测 CO$_2$浓度是否达到要求。目前大多数 CO$_2$培养箱通过增湿盘的蒸发作用产生湿气(其产生的相对湿度可达 95％左右,但开门后湿度恢复速度较慢)。

2. 使用方法和注意事项

(1)使用方法和注意事项与恒温培养箱类似,相比之下,增加了 CO$_2$的调节,CO$_2$浓度的调节范围通常为 0～20％。

(2)培养箱运行一段时间后水位可能会下降,当低水位指示灯亮时应补充加水。

(3)CO$_2$传感器是在饱和湿度下校正的,因此增湿盘内必须时刻装有灭菌水。

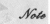

（4）需关注 CO_2 钢瓶压力，当低于 200 kPa 时应更换钢瓶。

（三）厌氧培养箱

厌氧培养箱为一类特殊的培养箱，可提供严格的厌氧环境，能够进行厌氧细菌的培养。很多型号的厌氧培养箱兼具 CO_2 培养箱的功能，但 CO_2 培养箱不具备完全去除氧气的功能，不能替代厌氧培养箱。

厌氧培养箱的工作原理是利用密封、抽气、换气及化学除氧方法以形成厌氧状态，有利于厌氧菌的生长繁殖。厌氧培养箱的箱体一般有多个独立密封的恒温培养罐，其操作通过裸手袖套操作孔来完成，可保证密封的严格无氧环境。在操作前将厌氧环境指示剂（亚甲蓝溶液）放在罐内真空玻璃前以利于观察颜色变化，然后开动真空泵，直到真空表显示 700 mmHg，此时再通过换气装置通入 N_2、H_2 和 CO_2，直到真空表恢复到零。重复抽气和通气操作 3 次以除去残余氧气，并调节温度开启恒温培养。培养期间注意检查气路，以保证无漏气现象，保证干燥剂（分子筛 3A）、脱氧剂（钯粒）、厌氧环境指示剂和 CO_2 环境指示剂（溴麝香草酚蓝）的有效性以维持无氧环境。

第三节　无菌操作设备

在微生物实验的操作中，无菌操作是避免杂菌污染的重要方法，故无菌操作设备是微生物实验不可缺少的部分。下面主要介绍超净工作台和生物安全柜。

【知识拓展 2-3】　巴斯德的鹅颈瓶实验

知识拓展
2-3

一、超净工作台

超净工作台是为了保护实验品或产品而设计的，能够为实验室工作提供无菌操作环境，以保护实验免受外部环境的影响。但不能保护实验操作人员，故只适用于生物安全水平一级和二级的微生物实验品或产品。

（一）基本构造和工作原理

超净工作台在一般的工作台上加了防护装置，主要包括工作装置（台面、照明灯）、密闭透明防护罩、杀菌装置（紫外灯）、无菌风装置。超净工作台通过提前打开紫外灯照射杀菌，使工作区域处于无菌环境。在实验操作时，超净工作台将室内空气通过预过滤器和 HEPA 过滤器过滤除菌后，形成洁净气流通过工作区域，排出原来的空气，将尘埃颗粒和生物颗粒带走。由于风向是从实验区域吹向操作者，操作者携带的微生物难以进入实验区域，从而保证无菌、高洁净的工作环境。注意大部分超净工作台只有进气口有过滤除菌装置，而排出口没有过滤装置，工作区域的空气直接进入环境空气中，故对实验品有保护作用而对周围环境和操作者都没有保护作用。

（二）使用方法

（1）使用前先打开紫外灯，处理净化工作区域空气及表面积累的微生物，持续时间 30 min。

（2）关闭紫外灯，打开透明防护罩，启动无菌风装置，清除尘粒，持续 10～20 min。

（3）在工作区进行无菌操作。

（4）工作完毕，停止送风机运行，关闭电源，并放下透明防护罩。

（三）注意事项

（1）新购买的和久置未用的超净工作台除用紫外灯照射外，最好能进行熏蒸处理，然后在机器处于工作状态时在操作区域的四角及中心位置各放一个打开的肉汤琼脂平板进行微生物检测。平均每个平板的菌落数必须低于 5 个才符合无菌操作要求。

（2）在进行实验操作时，应对实验材料有一个初步的认识，特定病原生物在超净工作台中使用

Note

前必须进行安全性评估。如果实验材料会对周围环境造成污染,则不应在无排气过滤装置的超净工作台中进行实验操作。

二、生物安全柜

生物安全柜是处理危险性微生物或具有感染性的实验材料时所使用的箱形空气净化安全装置,是为保护操作者、实验环境和实验材料,使其避免暴露于上述操作过程中可能产生的感染性气溶胶和溅出物而设计的。生物安全柜的排风系统具有高效空气过滤器,可保证从生物安全柜中排出的是安全不含微生物的空气。正确使用生物安全柜可以有效减少有害物质所造成的实验室感染及培养物的交叉污染。相对于超净工作台,生物安全柜提供对人、样品和环境的三重保护,其规格要求更高,提供的防护能力更强,购置成本也更高。

(一)基本构造、工作原理和分类

生物安全柜根据其生物安全防护水平的差异,可以分为Ⅰ级、Ⅱ级和Ⅲ三个级别。

Ⅰ级生物安全柜的气流原理和实验室通风橱基本相同,不同之处在于排气口安装有 HEPA 过滤器,将外排气流过滤,进而防止微生物气溶胶扩散而造成污染。其本身无风机,依赖外接通风管中的风机带动气流,未经过滤的外部空气从操作前窗直接进入实验区域,故不能保护实验品,目前已较少使用。

Ⅱ级生物安全柜是目前应用最为广泛的生物安全柜(图 2-3)。与Ⅰ级生物安全柜相同,Ⅱ级生物安全柜也有气流流入前窗开口,被称作"进气流"(黄色箭头),可防止微生物操作时可能生成的气溶胶从前窗逃逸。与Ⅰ级生物安全柜不同的是,未经过滤的进气流会在到达工作区域前被进风格栅俘获,因此实验品不会受到进气流的影响。Ⅱ级生物安全柜的顶部会有经 HEPA 过滤器过滤的垂直气流吹下,被称为"下沉气流"(蓝色箭头)。下沉气流通过生物安全柜工作区域并到达进风格栅被俘获,可保护实验品不被外界尘埃或细菌污染。Ⅱ级生物安全柜依照入口气流风速、排气方式和循环方式可分为四个级别:A1 型、A2 型、B1 型和 B2 型,所有Ⅱ级生物安全柜都可为工作人员、环境和产品提供保护。

扫码看彩图

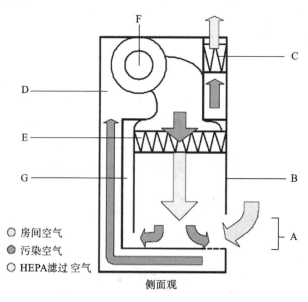

○ 房间空气
● 污染空气
○ HEPA滤过空气

侧面观

图 2-3　Ⅱ级生物安全柜工作原理图

Ⅲ级生物安全柜柜体完全气密,100% 全排放式,所有气体不参与循环,工作人员通过连接在柜体的手套进行操作,俗称手套箱,实验品通过双门的传递箱进出安全柜以确保不受污染。Ⅲ级生物安全柜是为生物安全防护等级四级的实验室设计的,适用于高风险的生物实验。

(二)使用方法和注意事项

生物安全柜标准操作规程参见第一章(知识拓展1-2),使用和维护方法与超净工作台类似,其特殊的注意事项如下。

(1)一些可能涉及或者产生有害生物物质的操作过程都应该在生物安全柜内进行,最好使用Ⅱ级生物安全柜。

(2)二级生物安全水平的实验品或物品可以通过液体传播,所以操作人员必须特别注意污染的锐器,在使用时也需要每天清理工作台面。

(3)在三级生物安全水平的生物实验室中,所有与污染源操作有关的步骤,都应在Ⅱ级生物安全柜或者Ⅲ级生物安全柜中进行,并由穿戴合适防护服的实验人员进行操作。

(4)对于四级生物安全水平的实验,所有工作都应限制在Ⅲ级生物安全柜中进行。如果在Ⅱ级生物安全柜中进行,必须使用装备生命支持系统的一体正压防护服。

(5)当出现新型不明微生物时,相关操作必须在四级生物安全水平实验室中进行。待有充分数据后再决定此种微生物应在四级还是较低级别实验室中处理。

→ 思考题

1.请比较干燥物镜和油浸物镜在操作上的区别。

2.暗视野显微镜和相差显微镜都可用于不染色标本的观察,请比较工作原理上的差异。

3.请比较干热灭菌法和湿热灭菌法的区别。

4.结合微生物学知识,将课本上的微生物通过适用的培养箱进行分类。

5.结合微生物学知识,将课本上的微生物通过适用的生物安全设备进行分类。

(熊　涛)

思考题答案

第三章　细菌形态与结构检查法

学习目标

▲**素质目标**

培养理论联系实践的素质;培养理解生物学结构与功能相统一的哲学素质;培养辩证思维和严谨的科学态度;树立团队合作意识与竞争意识。

▲**能力目标**

掌握无菌操作技能、细菌染色技能;具备细菌形态与结构的观察能力。

▲**知识目标**

(1)掌握细菌的基本形态和一些特殊结构;掌握细菌涂片标本的制备与无菌操作技术。

(2)熟悉细菌常见的染色方法及其操作步骤;熟悉各种细菌的排列方式及染色性。

(3)了解各种细菌染色法的基本原理和意义。

知识拓展
3-1

细菌形态微小,结构简单,属于原核细胞型微生物。细菌自身的基本结构和特殊结构均与其相应的功能紧密关联,因此,了解其形态与结构有助于细菌鉴别以及临床上细菌性感染的辅助诊断与防治。

【知识拓展 3-1】　微观世界的观察工具——显微镜的发展

第一节　常用细菌染色方法

细菌体积小且无色半透明,未经染色不易在普通光学显微镜下辨识,需制备细菌涂片并经适宜染色使菌体与背景着色形成鲜明对比才可清晰观察其形态与结构。常见的染色方法包括在染色过程中使用一种染料使菌体着色的简单染色法和使用两种或两种以上的染料使之着色的复合染色法,以及对细菌的芽胞、鞭毛、荚膜、细胞壁等结构染色的特殊染色法。由于细菌等电点一般为 pH2~5,在近中性或弱碱性的培养环境中携带负电荷,因此易与带正电荷的碱性染料(如结晶紫、亚甲蓝、复红等)结合;而使用伊红、酸性品红等酸性染料进行染色时,染料必须呈强酸性以使细菌带正电荷,从而与染料结合而被染色。

一、细菌染色涂片的制作

1.材料

(1)临床标本或细菌培养物。

(2)载玻片、接种环、生理盐水、酒精灯等。

2. 方法

(1)载玻片处理：选取一张清洁无划痕的载玻片，将其一面在酒精灯火焰上稍稍灼烧，随即将灼烧的一面向上，置于酒精灯附近的操作台上。

(2)涂片：将接种环灼烧灭菌，待冷却至室温后，严格遵循无菌操作规范，从液体培养管中取一环细菌培养物均匀涂布在载玻片中央，形成一直径约 1 cm 的涂层。若用固体平板上生长的菌苔进行涂片时，可先用接种环取少量生理盐水滴加在载玻片中央，然后取少量菌苔混匀于生理盐水中制备涂层。

(3)干燥：涂片可置于室温下自然干燥，亦可将涂层面向上，在距离火焰约 15 cm 高处微微烘干，切勿直接置于火焰上烤干，以免破坏细菌形态而影响染色结果。

(4)固定：待涂片干燥后，手持载玻片的一端，使涂层面向上，在酒精灯外焰区匀速来回通过三次，注意温度不可太高，以载玻片反面触及皮肤感觉微烫为宜。待冷却至室温后进行后续染色操作即可。

3. 注意事项

(1)涂层不能太厚，使菌体均匀分散而形成一薄层为宜。

(2)涂片固定操作的目的是杀死细菌，使之附着在载玻片上，维持其固有形态。该过程不能保证杀灭所有的细菌，尤其是形成芽胞的病原菌，故应严格按照生物安全要求处理用过的染液和涂片，避免引发病原体的播散。

二、常用简单染色法

简单染色法指使用一种染料对细菌进行染色，使之染成一种颜色的方法，可用于观察细菌的形态、大小与排列，但不能显示不同细菌染色性的差异。

1. 材料

(1)菌种：大肠埃希菌、葡萄球菌琼脂斜面 18～24 h 培养物。

(2)染色液：碱性亚甲蓝染液或石炭酸复红染液等。

2. 方法　向已制备好的葡萄球菌或大肠埃希菌染色涂片（制片过程同"细菌染色涂片的制作"）的涂层处滴加碱性亚甲蓝或石炭酸复红染液 1～2 滴，使染液覆盖整个涂层，并轻轻摇晃载玻片，让染液与涂层充分接触，1 min 后，用细小水流洗去多余染液，并用吸水纸印干载玻片上的水分后进行镜检。

3. 结果　先在低倍镜下找到适宜的目标视野，随即滴加一滴专用油镜镜油，转换至油镜观察。滴加碱性亚甲蓝染液进行染色时，葡萄球菌和大肠埃希菌均呈蓝色；用石炭酸复红染液染色时，葡萄球菌和大肠埃希菌均呈红色。

4. 注意事项

(1)水洗过程中水流不宜过大、过急，以免细菌涂层脱落。

(2)实验过程应严格遵循无菌操作规范和实验室生物安全要求，接触过菌种的载玻片、平板等实验材料均应灭菌后再进行相应处理。

(3)使用油镜镜头观察细菌标本时，应使通光量达到最大，从而保证观察视野明亮，可通过上调聚光器、增大光圈以及将光源开至最大来实现。

三、常用复合染色法

复合染色法可显示不同细菌的染色差异进而对细菌进行鉴别。常用的复合染色法包括革兰染色法和抗酸染色法。

（一）革兰染色法

革兰染色法（Gram staining）是细菌学中使用最广泛的鉴别染色法，由丹麦细菌学家 Hans

Christian Gram 于 1884 年创建而命名。利用此法可将细菌分为革兰阳性菌(G^+菌)和革兰阴性菌(G^-菌)两大类。关于该实验的原理,目前较为公认的假说为通透性学说:G^+菌细胞壁结构致密、肽聚糖含量高、交联度大,呈立体三维结构,而脂质含量少,乙醇不易透入,并且 95% 乙醇可使细胞壁上的孔隙因脱水而变小,阻止结晶紫与碘的螯合物外渗进而使之滞留在细胞内,结果呈现紫色。G^-菌细胞壁结构疏松,肽聚糖含量少而脂质含量高,经 95% 乙醇处理后,脂质被溶解,细胞壁孔隙变大,通透性增加,结晶紫与碘的螯合物被溶出细胞壁,进而使得整个细胞脱色,再经复染后呈现红色。

1. 材料

(1)菌种:大肠埃希菌、葡萄球菌琼脂斜面 18～24 h 培养物。

(2)染色液:革兰染色液(结晶紫、卢戈氏碘液、95% 乙醇、稀释复红)等。

2. 方法

(1)制片:取 1 张洁净载玻片,用标记笔将其划分为 3 格后置于操作台上。点燃酒精灯,将接种环烧灼灭菌后从生理盐水瓶内每次取 1 环生理盐水,分别放置在每一格的中央。接着从固体斜面上挑取少量大肠埃希菌菌苔,在第一格中央的生理盐水中涂抹均匀,形成直径约 1 cm 的细菌涂层;从另一个固体斜面上挑取少量葡萄球菌菌苔混于第二格的生理盐水中,制备葡萄球菌涂层;在第三格中挑取少量大肠埃希菌菌苔混匀,再挑取少量葡萄球菌菌苔混匀,制备混合细菌涂层。每次涂片前后,需灼烧接种环并待其降至室温再挑取菌种。随后进行干燥、固定操作(同"细菌染色涂片的制作")。

(2)染色:对每个涂层均按如下步骤操作。①初染:滴加 1～2 滴结晶紫染液,轻摇载玻片,使染液与涂层充分接触,染色 1 min 后,用细水流冲净,并将载玻片表面的积水甩干;②媒染:滴加卢戈氏碘液 1～2 滴,染色 1 min,用细水流冲净,并将载玻片表面的积水甩干;③脱色:滴加 95% 乙醇 1～2 滴,轻摇载玻片使之均匀脱色,直至 95% 乙醇液不再呈现紫色时(约 30 s),立即用细水流冲洗,甩干;④复染:滴加 1～2 滴稀释复红染液,复染 1 min,用细水流冲净,并将载玻片表面的积水甩干。最后用吸水纸印干载玻片上的水分后镜检。

3. 结果

(1)用显微镜的油镜观察染色结果,并将实验结果记录于表 3-1 中。

表 3-1　细菌革兰染色结果记录表

项　　目	形　　态	染　色　性	排　列　方　式	G^+ / G^-
大肠埃希菌				
葡萄球菌				

(2)你的实验结果与教材描述不一致的地方有哪些?分析影响革兰染色结果的因素。

(二)抗酸染色法

抗酸染色法是特异性鉴定分枝杆菌属的鉴别染色法,一般仅在疑似有抗酸性细菌感染时采用此法,不用于常规检查。

四、特殊染色法

特殊染色法应用于细菌的鞭毛、荚膜、芽胞、细胞壁等结构的观察与鉴别。

(一)鞭毛染色法

细菌的鞭毛是附着在菌体上呈细长、波状弯曲的丝状物,直径为 12～30 nm,不能在光学显微镜下直接观察。采用特殊染色法,使媒染剂鞣酸大量吸附在鞭毛上,并形成沉淀,使之增粗,进一步染色后可于油镜下进行观察。

1. 材料

(1)菌种:变形杆菌6～8 h普通琼脂平板培养物。

(2)染色液:鞭毛染色液等。

2. 方法

(1)涂片:取1张洁净无油渍的载玻片,在其中央滴加1～2滴蒸馏水,用灭菌后的接种环选取少量迁徙至最远处的变形杆菌苔,轻点于载玻片中央的蒸馏水中,使之自由分散,不可研磨以免鞭毛脱落。将涂片置于室温下自然干燥或置于37 ℃恒温箱中干燥,切勿用常规的火焰固定。

(2)染色:向固定好的涂片上滴加1～2滴染色液覆盖整个涂层,染色1～2 min(延长染色时间,可使鞭毛进一步增粗)。经蒸馏水轻轻冲洗后,用吸水纸印干水分后于油镜下观察。

3. 结果

菌体特征:_____。

鞭毛特征:_____。

鞭毛染色的注意事项:_____

_____。

知识拓展
3-2

【知识拓展3-2】　细菌动力检查法

(二)荚膜染色法

荚膜是某些细菌细胞壁外包绕的一层胶状的黏液性物质,对一般碱性染料的亲和力弱,不易着色,且其自身的水溶性特点使之易在水洗时被除去。一般采用负染法,使背景与菌体着色而荚膜不着色,在菌体周围形成一透明区,从而突显着色有差异的荚膜结构,便于进行观察。

1. 材料

(1)标本:肺炎链球菌感染后发病或死亡的小鼠腹腔渗出液。

(2)染色液:Anthony染液(1%结晶紫水溶液、20% $CuSO_4$溶液)等。

2. 方法

(1)涂片:取注射肺炎链球菌致死的小白鼠腹腔液涂片,于室温下自然干燥。

(2)染色:用1%结晶紫水溶液染色2 min。

(3)脱色:将载玻片倾斜,去除未与涂层结合的结晶紫水溶液,用20% $CuSO_4$溶液冲洗涂片上的染料直至无色为止。用吸水纸将载玻片上残余的溶液吸干后镜检。

3. 结果

菌体特征:_____。

荚膜特征:_____。

4. 注意事项

(1)由于荚膜含水量高,且易变形,制片时一般不可用加热法进行固定,以防荚膜皱缩变形。

(2)染色用载玻片必须光滑、洁净、无油渍,否则菌液不能均匀涂开,严重影响染色结果。

(3)采用Anthony法进行荚膜染色时,标本在染色后需用20%$CuSO_4$溶液冲洗,不可水洗。

(三)芽胞染色法

芽胞是某些细菌在不利于自身生存的环境条件下胞质脱水浓缩而形成的折光性强的圆形或卵圆形的休眠结构。普通染色法难以使芽胞着色,需用孔雀绿或石炭酸复红等着色力强的染料于加热条件下进行染色。经此处理后,染料可进入菌体和芽胞内,进入菌体内的染料经水洗后被洗脱掉,而芽胞着色后一般不易脱色,当用对比度大的复染剂进行复染后,芽胞仍保留着初染剂的颜色,而菌体被染成复染剂的颜色,使得芽胞和菌体易于区分。

1. 材料

(1)菌种:破伤风梭菌48～72 h培养物。

（2）染色液：石炭酸复红染液、碱性亚甲蓝染液和 95％乙醇等。

2. 方法

（1）涂片：取破伤风梭菌培养物涂片，自然干燥后，采用加热法进行固定。

（2）染色：向涂层处滴加石炭酸复红染液覆盖整个涂层，用夹子夹住载玻片后在弱火上加热至染液冒蒸汽并持续约 5 min，加热过程中应随时注意补充染液，不可让涂片干涸。待载玻片冷却至室温后，水洗。

（3）脱色：滴加 95％乙醇脱色 2 min，水洗。

（4）复染：滴加碱性亚甲蓝染液复染 1～2 min，水洗，吸水纸印干后镜检。

3. 结果

菌体特征：_____。

芽胞特征：_____。

4. 注意事项

（1）石炭酸复红加热染色过程必须始终维持染液微冒蒸汽的状态，若加热至沸腾将导致菌体或芽胞囊破裂，加热不够则芽胞难以着色。

（2）脱色须待载玻片冷却至室温后进行，否则骤然用水冲洗容易导致载玻片炸裂。

（四）细胞壁染色法

细菌细胞壁中的主要化学成分肽聚糖与染料的结合力差，不易着色。常规的细菌染色时，染料一般通过细胞壁的渗透、扩散等作用进入细胞内，而细胞壁本身则未被染色。因此，欲通过染色处理观察细胞壁，必须设法使细胞壁与染料结合而着色。细胞壁染色的原理是使用鞣酸将细胞壁进行固定后形成可着色的复合物，使菌体周边染上颜色。同时，细胞壁经鞣酸固定后染料不易进入细胞内，细胞质不易着色。

1. 材料

（1）菌种：葡萄球菌、大肠埃希菌 6～8 h 琼脂培养物。

（2）染色液：10％鞣酸水溶液、0.5％结晶紫水溶液等。

2. 方法

（1）制片：分别制备葡萄球菌、大肠埃希菌涂片，室温下自然干燥。

（2）染色：在两张涂片上均滴加 10％鞣酸水溶液作用 15 min，水洗、甩干，再滴加 0.5％结晶紫水溶液染色 3～5 min，水洗、甩干，并用吸水纸印干后镜检。

3. 结果

将实验结果填入表 3-2 中。

表 3-2　细菌细胞壁染色结果记录表

项　　目	菌 体 周 边	细 胞 内
大肠埃希菌		
葡萄球菌		

4. 注意事项　涂片需在室温下自然干燥，不可采用加热法干燥。

（五）核质染色法

细菌无完整的细胞核，其核质处于细胞质内。细胞质中含大量嗜碱性的 RNA，容易和碱性染料结合，影响核质的着色。故需将细胞质中的 RNA 先经强酸处理使之水解去除，再进行染色方可清晰观察到细菌的核质。

1. 材料

（1）菌种：蜡样杆菌琼脂斜面 4 h 培养物。

（2）试剂：甲醇、HCl（1 mol/L）、吉姆萨染液、双蒸水等。

2. 方法

（1）制片：将蜡样芽胞杆菌制成均匀的涂片，自然干燥后用甲醇进行固定。

（2）染色：将涂片置于 60 ℃ HCl(1 mol/L)溶液中水解 10 min，然后于 10 mL 双蒸水中加入 20～30 滴吉姆萨染液，将涂片置于此染色液中染色 30 min 后取出，随即水洗，用吸水纸印干后镜检。

3. 结果

蜡样芽胞杆菌胞质呈＿＿＿＿＿＿＿色，核质呈＿＿＿＿＿＿＿色。

（六）细菌异染颗粒染色法

异染颗粒是存在于细菌细胞质中的营养物质，其主要成分为核糖核酸和多偏磷酸盐，易于与碱性染料结合，着色较深。采用特殊染色法可将其染成与细菌其他结构不同的颜色。异染颗粒是白喉棒状杆菌的主要形态特征，具有重要的鉴别意义。

1. 材料

（1）菌种：白喉棒状杆菌吕氏血清斜面 12～18 h 培养物。

（2）染色液：阿伯特（Albert）染色液、奈瑟（Neisser）染色液等。

2. 方法

（1）制片：取白喉棒状杆菌吕氏血清斜面培养物涂片、干燥、固定。

（2）染色：①阿伯特染色法：滴加阿伯特甲液染色 5 min，水洗；再滴加阿伯特乙液染色 1 min，水洗。吸水纸印干后镜检。②奈瑟染色法：滴加奈瑟甲液染色 0.5～1 min，水洗。再滴加奈瑟乙液复染 1 min，水洗，吸水纸印干后镜检。

3. 结果

请将实验结果填入表 3-3 中。

表 3-3　细菌异染颗粒染色结果记录表

项　　目	菌　　体	异染颗粒
阿伯特染色		
奈瑟染色		

（七）螺旋体改良镀银染色法

$AgNO_3$ 与 $NH_3 \cdot H_2O$ 反应生成的 AgOH 可与螺旋体自身核酸中的嘌呤物质相结合形成棕褐色的嘌呤银盐化合物沉淀，并附着于菌体上，从而使螺旋体被染成棕褐色，而背景染成黄色。

1. 材料

（1）菌种：钩端螺旋体液体培养物。

（2）试剂：Fontana 镀银染色液（固定液、媒染液、银溶液）等。

2. 方法

（1）制片：取钩端螺旋体液体培养物涂片，待自然干燥后用固定液固定 1～2 min，按流水、无水乙醇、流水、蒸馏水顺序冲洗，晾干。

（2）媒染：将媒染液置于 80 ℃ 水浴中加热后再滴加于涂片染色 30 s，按流水、无水乙醇、流水、蒸馏水顺序冲洗，晾干。

（3）银染：将预处理后的硝酸银溶液置于 80 ℃ 水浴中加热后再滴加于涂片染色 30 s，按流水、无水乙醇、流水、蒸馏水顺序冲洗，晾干。中性树胶封片，油镜镜检。

3. 结果

油镜下观察，背景为＿＿＿＿＿＿＿色，钩端螺旋体染成＿＿＿＿＿＿＿色，菌体特征：＿＿＿＿＿＿＿。

Note

4. 注意事项

（1）硝酸银溶液中 $AgNO_3$ 含量降低（由 5％减至 2％）可减少银沉淀。

（2）媒染液和硝酸银溶液置于 80 ℃水浴染色效果最佳，镀银温度稳定适中能减少因受热不均匀引起的沉淀且在保证镀银效果的基础上降低操作难度，提高染色效率。

（3）应严格按照流水、无水乙醇、流水、蒸馏水顺序冲洗，将载玻片上杂质清洗干净，避免杂质上色，同时每次冲洗后必须确保载玻片上无水滴残留方可进入下一步染色。

第二节　细菌形态与结构观察

细菌为单细胞微小生物，人工培养条件下按其外形区分主要有球状、杆状和螺形这三种基本形态，且不同的细菌还可表现出特定的排列方式。细菌具备典型的原核细胞结构，其中细胞壁、细胞膜、细胞质和核质构成其基本结构，部分细菌还含荚膜、鞭毛、菌毛或芽胞等特殊结构。

一、细菌基本形态

1. 材料

（1）球菌示教片：葡萄球菌、甲型溶血性链球菌和淋病奈瑟菌。

（2）杆菌示教片：大肠埃希菌。

（3）螺形菌示教片：水弧菌。

2. 方法　将各示教片置于光学显微镜下，先在低倍镜下找到目标，滴加油镜镜油后转油镜观察其形态、排列、染色性和排列方式，并在记录本上记录实验结果。

3. 结果　分别绘制出各示教片中病原体的镜下特征（图 3-1），并将实验结果记录于表 3-4 中。

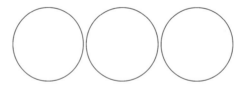

葡萄球菌　甲型溶血性链球菌　淋病奈瑟菌

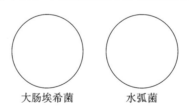

大肠埃希菌　　　水弧菌

图 3-1　各类细菌的镜下特征图

表 3-4　不同细菌镜下特征

项　　目	葡萄球菌	甲型溶血性链球菌	淋病奈瑟菌	大肠埃希菌	水弧菌
细菌形态					
染色性					
排列方式					

二、细菌特殊结构

细菌特殊结构的形成受一定条件的限制。细菌特殊结构是某些细菌所具有的结构，包括经特

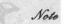

殊染色法染色在光学显微镜下观察的鞭毛、芽胞和荚膜,以及需用电子显微镜进行观察的菌毛。

1.材料

(1)芽胞示教片:破伤风梭菌、炭疽芽胞杆菌、肉毒梭菌。

(2)荚膜示教片:肺炎链球菌、产气荚膜梭菌。

(3)鞭毛示教片:变形杆菌。

2.方法 将各示教片置于光学显微镜下,先在低倍镜下找到目标,滴加油镜镜油后转油镜观察各特殊结构的形态特征,明确示教片中展示的芽胞在菌体上的位置和大小;荚膜的薄厚及其与菌体的关系;鞭毛的形态、数量及位置,并在记录本上记录实验结果。

3.结果 分别绘制出各示教片细菌的镜下特征(图3-2),并将实验结果记录于表3-5中。

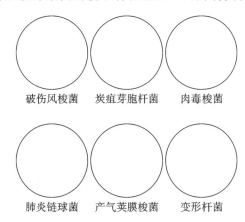

图 3-2 各类细菌的镜下特征(特殊结构)

表 3-5 不同细菌的特殊结构特征

特殊结构	破伤风梭菌	炭疽芽胞杆菌	肉毒梭菌	肺炎链球菌	产气荚膜梭菌	变形杆菌
名称 特征						

 思考题

1.细菌涂片固定的目的是什么?

2.根据具体实验操作的体会,你认为细菌染色涂片制备时应注意哪些环节?

3.革兰染色的关键步骤是哪一步?经过该步骤后,G^+菌和G^-菌分别呈现何种颜色?

4.革兰染色法在医学上有何意义?

5.鉴定细菌是否具有运动能力的方法有哪些?

6.在普通光学显微镜下能观察到细菌的哪些特殊结构,它们在医学上各有何意义?

思考题答案

实验结果示例

实验结果示例

(陈列松)

第四章　细菌培养技术

学习目标

▲素质目标

培养生物安全意识;培养科研思维和实事求是的科学精神;培养责任意识、规则意识及团队合作精神。

▲能力目标

掌握无菌操作的实验技能;掌握培养基的制备技术;掌握细菌接种培养技术;掌握细菌纯种的实验操作技术;培养善于观察、发现和解决问题的实践能力。

▲知识目标

(1)掌握细菌培养基的基本要求、种类和用途。

(2)掌握细菌生长繁殖的条件。

(3)理解细菌在液体、固体和半固体培养基中出现的生长现象在细菌鉴定中的意义。

(4)理解细菌培养的用途。

细菌的生理活动需要不断从周围环境中摄取各类营养物质。制备适宜细菌生长的培养基和创造对其有利的培养条件,将样本或细菌纯种接种在培养基内,能使细菌在培养基内迅速生长繁殖。细菌人工培养用途包括繁殖及分离纯种细菌,传代和保存,鉴别细菌的种属,研究细菌的生理生化特性,制造菌苗或其他微生物制剂等。

第一节　培养基的制备

培养基是人工配制的供微生物生长繁殖的营养基质。培养基应具备以下基本条件:①适宜的营养组成;②适宜的 pH;③无菌。

培养基的基本成分包括营养物质(蛋白胨、氨基酸、糖类、盐、各种生长因子)和水分,有时还包含凝胶剂、指示剂、抑制剂等。

培养基的种类繁多,按用途可分为以下几类。

(1)基础培养基:含有蛋白质、糖、无机盐、生长因子与水,适宜绝大多数种类细菌的生长与培养。如普通营养肉汤、营养琼脂。

(2)营养培养基:在基础培养基中加入血液、血清、鸡蛋等,以满足营养要求较高细菌的生长繁殖。如血琼脂培养基、鸡蛋培养基、血清肉汤培养基等。

(3)选择培养基:利用细菌对化学药物的敏感性不同,在培养基中加入某种或某些化学药物,可选择分离目标细菌。例如,用于肠道杆菌分离培养的麦康凯培养基,因加入了胆盐,可抑制革兰阳性菌的生长。

(4)鉴别培养基:不同细菌对营养物质的分解能力及产物不同,因此,可在基础培养基中加入相应的分解底物与指示剂,通过指示剂颜色的变化了解细菌代谢活性和鉴别细菌。如糖发酵培养基、双糖铁培养基等。

根据物理性状,培养基可分为液体培养基、固体培养基和半固体培养基。本章实验内容为利用三类培养基进行细菌的接种和生长现象的观察。

培养基种类众多,但制备的基本程序是相似的,即调配、融化、矫正 pH、过滤澄清、分装、灭菌、检定。常用培养基的配制方法见附录 2。

第二节　细菌的接种工具

接种环和接种针是常用于细菌接种的工具,按材质不同一般可分为一次性无菌聚苯乙烯接种环或接种针,金属接种环或接种针。金属接种环或接种针可通过灼烧或者电热灭菌,由三部分组成:环及针部多采用易传热又不易生锈的镍铬合金制成,环的直径为 3～4 mm,环和针的长度一般为 40～50 mm,固定于铝或铜制金属杆上,金属杆另一端为手持的绝缘柄(图 4-1)。

一、接种环和接种针的使用方法

右手以执笔式持绝缘柄,将接种环或接种针的金属丝部于酒精灯外焰上烧灼至发红,再斜持接种环或接种针,旋转金属杆缓慢通过外焰 3 次,待冷却后取标本进行接种,接种方法见本章第三节。接种完成后,按上述步骤灼烧灭菌后放回,置于架子上,切勿随手乱放。

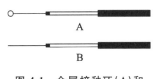

图 4-1　金属接种环(A)和
接种针(B)

二、接种工具的用途

接种环主要用于划线分离纯种、移种及涂片制备;接种针主要用于穿刺接种及菌落挑取。

第三节　细菌的接种和培养

固体培养基、液体培养基和半固体培养基的物理性状不同,接种方法和用途也存在差异。

一、固体培养基接种法

固体培养基主要用于细菌的分离培养和保存。

(一)平板划线分离培养法

根据划线方式不同,平板划线分离培养法分为两种,即分区划线法与连续划线法。分区划线法多用于分离细菌的纯种;连续划线法则多用于细菌的移种。

1. 材料

(1)菌种:表皮葡萄球菌和大肠埃希菌的营养肉汤培养物、表皮葡萄球菌和大肠埃希菌的混合菌液。

(2)培养基:营养琼脂平板。

(3)其他:接种环、酒精灯、记号笔等。

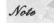

2. 方法

1) 分区划线法

(1) 取营养琼脂平板一个，在平板底部玻璃上标明待接种细菌或样本的名称、接种日期、操作者姓名、实验室编号等。

(2) 点燃酒精灯，右手以执笔式持接种环，按接种环使用方法在酒精灯外焰进行灼烧灭菌。

(3) 取菌：左手握持混合菌液管，以右手掌小鱼际肌与小手指夹持菌种管的试管塞，左手旋转试管使试管塞松脱后拔出，并将管口迅速通过酒精灯外焰烧灼灭菌。用冷却后的接种环挑取混合菌液一环，将菌种管的管口再次通过酒精灯外焰轻微烧灼后，塞上试管塞，放回试管架。

(4) 左手握琼脂平板，用拇指顶开并固定平板盖。用右手将蘸有菌种的接种环在琼脂平板上端进行局部涂布接种后，接种环与琼脂平板表面形成 30°～40°角，以指力在平板表面做"Z"形划线，注意勿划破琼脂培养基，此划线区域为 A 区。

(5) 灼烧接种环，待冷却后将接种环通过 A 区 1～3 次，做"Z"形划线，此划线区域为 B 区。

(6) 以同样方法继续划线 2 次，分别为 C 区、D 区(图 4-2)。

(7) 划线完毕，灼烧接种环进行灭菌，放回试管架上。

(8) 将培养基平板的底面朝上，置于 37 ℃恒温箱内培养 18～24 h。

2) 连续划线法

(1) 左手握琼脂平板，开启平板盖，右手持蘸有菌种的接种环在琼脂平板边缘局部涂布后，以指力在平板表面做"Z"形划线，逐渐向下延伸直至划满整个平板(图 4-3)。

(2) 划线完毕，将接种环烧灼灭菌，放回试管架上。将培养皿底面朝上，置于 37 ℃恒温箱内培养 18～24 h。

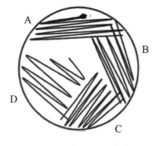

图 4-2　平板分区划线法

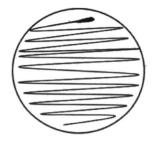

图 4-3　平板连续划线法

3. 结果

(1) 分区划线法：根据混合菌液菌种的不同，在 C 区和 D 区平板上可见相应性状的单个菌落。

(2) 连续划线法：沿接种线可见符合接种细菌性状的菌苔生长。

观察并记录各平板上细菌培养物的特征。

4. 注意事项　分区域划线时，同一区域的划线应适当平行，由密至疏，避免交叉重复。每一区域的划线与上一区域交叉接触 1～3 次，每区域划线间应有一定距离。划线时注意勿划破琼脂培养基。

(二)琼脂斜面接种法

琼脂斜面接种法主要用于纯种细菌的转种和保存。

1. 材料

(1) 菌种：纯种细菌营养肉汤培养物。

(2) 培养基：营养琼脂斜面。

(3) 其他：接种环、酒精灯、记号笔等。

2.方法

(1)取琼脂斜面,在试管外壁上标记待接种细菌名称(如表皮葡萄球菌、大肠埃希菌)、接种日期、操作者姓名、实验室编号等。

(2)按前述方法用右手持接种环蘸取纯种细菌营养肉汤培养物。

(3)左手持斜面培养基试管,右手掌小鱼际肌与小指夹持试管口试管塞,左手旋转试管,右手将试管塞拔出,并将管口迅速通过酒精灯外焰灼烧灭菌。将蘸有细菌的接种环自斜面底部向上蜿蜒划线(图4-4)。接种完毕,管口烧灼灭菌,塞回试管塞并放回试管架上,接种环灼烧灭菌后也放回试管架上。

(4)将斜面培养基放入 37 ℃恒温箱内,培养 18～24 h。

3.结果　观察并记录斜面上细菌的生长现象。

4.注意事项

在培养基表面划线时动作要轻柔,避免划破琼脂表面;取出接种环时勿接触试管壁。

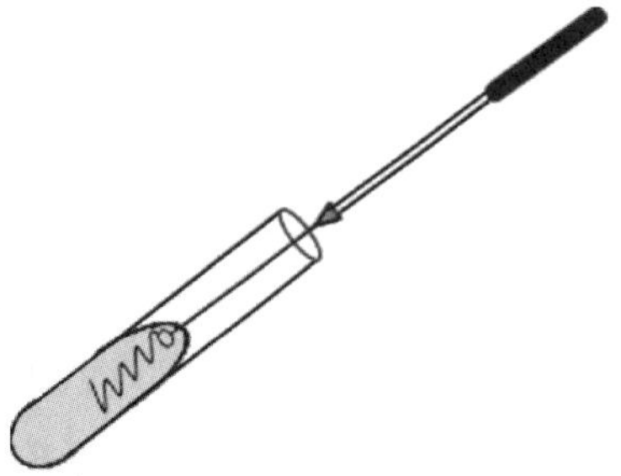

图 4-4　琼脂斜面接种法

二、半固体培养基接种法

半固体培养基接种法主要用于观察细菌动力。有动力的细菌除在接种线处生长外,接种线周围培养基混浊,可见呈羽绒状扩散生长;无动力的细菌仅沿接种线生长,周围的培养基透明。

1.材料

(1)菌种:表皮葡萄球菌、大肠埃希菌培养 18～24 h 的斜面培养物。

(2)培养基:无菌半固体琼脂培养基。

(3)其他:接种针、酒精灯、记号笔等。

2.方法

(1)取半固体琼脂培养基,在试管外壁上标记待接种细菌名称、接种日期、操作者姓名、实验室编号等。

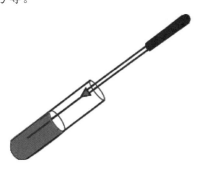

(2)右手持接种针挑取细菌斜面培养物少许。

(3)左手握持半固体培养基试管,右手掌小鱼际肌与小指夹持并拔取试管口试管塞,管口灼烧灭菌。将蘸菌的接种针垂直刺入半固体培养基的中心至距管底约 0.5 cm 处(图4-5),随即沿穿刺线退出,管口灭菌后塞好试管塞,接种针灼烧灭菌后放回试管架上。

(4)将接种物置于 37 ℃恒温箱内,培养 18～24 h。

3.结果　观察并记录培养基中细菌的生长现象。

4.注意事项　接种针应垂直刺入半固体培养基内,

图 4-5　半固体培养基接种法

并沿穿刺线原路推出。操作过程中,接种针勿接触试管壁。

三、液体培养基接种法

由于细菌的动力、细菌排列方式以及对氧的需求不同,各种细菌在液体培养基中生长现象不同。大多数细菌在液体培养基中培养后,原本澄清的培养基变均匀混浊;有的细菌(如链球菌)呈沉淀生长,细菌沉于管底,培养基不混浊;有的细菌(如枯草芽胞杆菌等)在液体培养基表面生长形成菌膜,培养基澄清。液体培养基接种法主要用于增菌和进行生化实验等。

1. 材料

(1) 菌种：大肠埃希菌和枯草芽胞杆菌普通营养琼脂斜面 18～24 h 培养物、甲型溶血性链球菌血琼脂斜面 18～24 h 培养物。

(2) 培养基：营养肉汤培养基、牛血清肉汤培养基（含 5％牛血清，用于接种对营养要求高的细菌，例如本实验中的甲型溶血性链球菌）。

(3) 其他：接种环、酒精灯、记号笔等。

2. 方法

(1) 取肉汤培养基试管，在试管外壁上标记待接种物名称（如枯草芽胞杆菌、大肠埃希菌、甲型溶血性链球菌）、接种日期、操作者姓名、实验室编号等。

(2) 右手持接种环挑取斜面培养物少许。

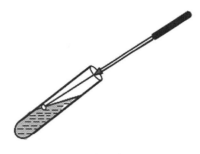

图 4-6　液体培养基接种法

(3) 左手握持肉汤培养基试管，以右手掌小鱼际肌与小指夹持并拔取试管塞，将管口烧灼灭菌后斜持培养基试管，右手将蘸菌的接种环放在液体培养基表面与试管内壁交界处，上下移动接种环并轻轻研磨使细菌团充分分散，然后将培养基试管直立，使细菌均匀混入培养基中，注意不要用力搅动（图 4-6）。接种完毕，将管口通过酒精灯外焰灭菌，塞回试管塞，接种环灼烧灭菌后放回试管架上。

(4) 将接种物置于 37 ℃恒温箱内培养 18～24 h。

3. 实验结果　观察并记录细菌在培养基中的生长现象。

4. 注意事项　接种环挑取细菌后，勿在液体培养基内搅动，而是在接近液面的管壁上反复研磨使细菌分散。

【知识拓展 4-1】　临床微生物实验室细菌分离接种技术

知识拓展

4-1

第四节　细菌的培养方法

由于细菌种类不同，培养条件也不同。培养条件包括温度、气体和湿度等。大多细菌培养所需温度为 28～42 ℃。根据细菌对气体的需求不同，细菌培养方法分为普通恒温培养箱法、二氧化碳培养法、厌氧培养法。

一、普通恒温培养箱法

普通恒温培养箱法又称需氧培养法，适用于需氧菌和兼性厌氧菌的培养。将接种好标本的培养基置于 37 ℃恒温培养箱中培养 18～24 h，一般即可见细菌生长。但一些活菌数量很少和难以生长的细菌需要培养 3～7 天甚至 1 个月才可生长。

二、二氧化碳培养法

某些细菌（如脑膜炎奈瑟菌、淋病奈瑟菌、布鲁菌）需要在 5％～10％的 CO_2 环境中才能生长。常用制造 CO_2 环境的方法有以下 3 种。

1. 烛缸法　将已接种标本的培养基置于一定体积的磨口干燥缸内，在缸盖缸口均匀涂上少量凡士林（用于隔绝空气），缸内放入点燃的蜡烛，逐渐盖密缸盖，蜡烛由于缺氧可自行熄灭，此时缸内 CO_2 浓度为 5％～10％。随后连同干燥缸一并置于 37 ℃恒温培养箱中培养。此法培养细菌时，平板盖上会有水蒸气凝结，因此在培养之前宜在平板盖内放一张灭菌滤纸片，其边缘正好被平板边缘所固定。

2.化学产气法　按每升体积加入 0.4 g 碳酸氢钠与 0.35 mL 浓盐酸的比例,分别将两者置于容器内,连同容器置于干燥缸内,盖紧缸盖后倾斜容器,使两者接触,即产生 CO_2。

3.CO_2培养箱法　CO_2 培养箱除能够调节温度外,还能调节箱中的湿度和 CO_2 含量,其 CO_2 供应依靠与培养箱连接的 CO_2 钢瓶,瓶中定期充有 99.99% 的 CO_2,钢瓶上的真空表可指示 CO_2 的输出及补充气体时间。

三、厌氧培养法

培养厌氧菌时,由于其对 O_2 敏感,需要将培养环境或培养基中的 O_2 去除,或使氧化型物质还原,以营造一个低氧化还原电势的厌氧环境。

1.疱肉培养基法　此培养基中肉渣含有不饱和脂肪酸及麸氨基硫等强还原性物质,能吸收培养基中的 O_2,使氧化还原电势降低,同时在液体表面覆盖一层无菌凡士林,以隔绝空气中的 O_2 继续进入培养基。接种时,先将培养基表面凡士林熔化,斜持试管片刻,使凡士林黏附于管壁一侧,接种标本,并与肉渣充分混合,再加热熔化凡士林,使其附于培养基表面,置于培养箱中培养。且可借助于凡士林上移与否,指示该菌能否产气。

2.厌氧产气袋法　厌氧产气袋是一种特制的不透气的塑料袋,袋中放有气体发生小管、催化剂小管(内放钯粒)和厌氧环境指示剂(亚甲蓝)小管。将接种好的平板放入袋中,用弹簧夹夹紧袋口,折断气体发生小管中的安瓿,使其发生反应,产生 CO_2、H_2。在催化剂作用下,H_2 与袋中剩余的 O_2 生成 H_2O,使袋内无 O_2,经 30 min,再折断亚甲蓝液安瓿,若指示剂不变蓝,表示袋内已无 O_2,此时即可放入培养箱中培养。

3.厌氧培养箱法　对于严格厌氧的细菌,上述方法还不能满足其厌氧的需要。通过厌氧培养箱附带的橡皮手套,所有操作都在箱内进行。箱内充满 N_2、H_2、CO_2 的混合气体,箱内的氧在催化剂钯的作用下与氢反应。厌氧培养箱价格昂贵,一般供专业实验室使用。

【知识拓展 4-2】　微生物培养组学

知识拓展
4-2

→ **思考题**

1.简述细菌培养对培养基的基本要求。

2.简述细菌纯种分离的基本方法。

3.如何通过接种和培养的方法鉴别细菌是否具有动力?

4.阐述细菌在固体、液体和半固体培养基中的生长现象。

5.阐述人工培养细菌的条件。

思考题答案

(陈峥宏)

第五章　细菌分布及外界因素对细菌的影响

扫码看 PPT

学习目标

▲**素质目标**

树立健康卫生意识;培养辩证思维与科学精神;树立责任意识与规则意识;培养对患者的人文关怀精神;培养团队合作精神。

▲**能力目标**

具有检测细菌分布的能力;具有消毒灭菌能力;具有外界因素对细菌影响的检测分析能力;具有细菌变异现象的观察能力。

▲**知识目标**

(1)掌握紫外线杀菌实验的原理和意义;掌握药物敏感试验的原理、方法和意义。

(2)熟悉皮肤消毒前后的细菌学检查和空气、水样中细菌数检查的意义;熟悉噬菌体对细菌作用的特异性。

(3)了解细菌变异的机制;了解常用化学消毒剂对细菌的影响。

细菌种类繁多,在自然界中分布广泛,正常情况下,人体体表及与外界相通的腔道存在大量微生物群。细菌生长繁殖受诸多物理、化学和生物因素影响。检测细菌在自然界的分布,常用来判断环境的卫生状况;检测细菌在人体的分布以及外界因素对细菌的影响,有助于各种细菌性疾病的诊断与治疗,也可用于细菌的鉴定。

第一节　自然界和人体细菌分布的检测

一、自然界细菌分布的检测

(一)空气中细菌的检测——自然沉降法

空气中缺乏维持细菌生长繁殖所必需的营养物,加上日光的影响,故细菌数量很少。但人群和动物的呼吸道排出的飞沫以及土壤中的细菌随尘土飞扬,容易使空气含有不同种类的细菌。自然沉降法是检查空气中细菌的常用方法,它利用空气中含有细菌的尘埃在一定时间内自然沉降到培养基表面而进行检测。

1. 材料　营养琼脂平板、标记笔等。

2. 方法

(1)取营养琼脂平板 2 个,在皿底部做好标记。一个置于离地高度为 $80\sim150$ cm 的实验室工

30

作台面或支架上(注意避免日光直接照射),另一个置于经紫外线消毒后的超净工作台内。

(2)将2个平板的平板盖打开,使其暴露10~30 min,然后盖好平板盖,取出,置于37 ℃培养箱中培养24 h。观察结果。

3. 结果

(1)将结果填入表5-1中。

表5-1 空气中细菌的分布检测

检 测 位 置	菌 落 数	菌 落 特 征
实验室空气		
超净台空气		

(2)实验结论:_____。

(二)水样中细菌总数的测定

1. 材料 营养琼脂、无菌平板、无菌吸管、无菌试管、待检水样等。

2. 方法

1)生活饮用水

(1)水样采集:先用酒精灯将水龙头灼烧消毒,然后将水龙头完全打开,放水约2 min。再用无菌试管取水约3 mL。

(2)将水样用力振摇20~25次,以分散可能存在的细菌凝团。

(3)以无菌操作法吸取1 mL充分摇匀的水样,注入无菌平板中。倾注约15 mL已熔化并冷却至45 ℃左右的营养琼脂于上述平板中,并立即旋转平板,使水样与琼脂充分混匀。每个水样应同时做2个平板,每次检验时另用一个平板只倾注营养琼脂做空白对照。

(4)待平板内琼脂冷却凝固后,倒置平板,置于37 ℃恒温箱中培养。24 h后取出,计算平板内菌落数目。2个平板中平均菌落数即为1 mL水样中的细菌总数。

2)水源水

(1)水样采集:采集井水和江、河、湖、水库等地面水源的水样时,一般应在距水面10~15 cm深处取样。

(2)以无菌操作法吸取10 mL充分混匀的水样,注入盛有90 mL灭菌水的玻璃瓶中,混匀成1∶10稀释液。

(3)吸取1∶10稀释液1 mL注入盛有9 mL灭菌水试管中,混匀成1∶100稀释液。按同法依次稀释成1∶1000、1∶10000稀释液等备用。吸取不同浓度的稀释液时,每次必须更换吸管。

(4)用1 mL无菌吸管吸取2~3个适当浓度的稀释液1 mL,分别注入无菌平板中。按上述生活饮用水的检验方法检测细菌总数。

3. 结果 对于生活饮用水,2个平板的平均菌落数即为1 mL水样中的细菌总数。对于水源水,计算同一稀释度2个平板菌落数相接近(相差1倍以内)、菌落数目合适计数的平板菌落数目,根据稀释度换算成1 mL水样中的细菌总数,填入表5-2中。

表5-2 水样细菌总数测定结果

水 样	稀释度	菌 落 数		水样细菌总数/ mL
		平板1	平板2	
生活饮用水	1			
水源水				

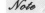

二、人体及常用物品细菌分布的检测

(一)皮肤正常菌群及常用物品细菌的检测

1.材料 普通琼脂平板、标记笔等。

2.方法 取普通琼脂平板 1 个,用标记笔在平板底部划分成四等份,并做好标记。然后以无菌操作法,分别用衣袖角、票证、头发及手指,在平板培养基表面相应分区轻轻涂抹,置于 37 ℃恒温箱中培养 24 h,观察并比较各实验分区的细菌菌落密度、菌落特征,记录结果。

(二)口腔及咽喉部正常菌群的检查

1.材料 血琼脂平板、无菌棉拭子、接种环、酒精灯等。

2.方法

(1)咽喉拭子法:取无菌棉拭子 1 支,在被检查者咽喉部轻轻涂擦,再于血琼脂培养基一侧划线,然后改用灭菌接种环做划线分离接种。盖好平板,置于 37 ℃恒温箱中培养 24 h。

(2)咳喋法:取血琼脂平板 1 个,打开皿盖放在离嘴约 15 cm 处向血琼脂平板咳嗽 3 次。盖好平板,置于 37 ℃恒温箱中培养 24 h。

(3)取特征不同的菌落涂片,并进行革兰染色。

3.结果

(1)观察并记录各实验平板的细菌菌落密度、菌落特征(大小、溶血环等),以及革兰染色的镜下特征。

(2)实验结论：_____。

第二节　理化因素对细菌的作用

细菌的生长繁殖需要适宜的外界环境。条件改变过于剧烈,细菌的各种代谢可能发生改变,甚至菌体内蛋白质变性凝固,导致生长停滞、死亡。在医学上常用人工的方法,利用物理因素和化学因素形成对细菌极为不利的环境来达到杀灭细菌的目的。

一、紫外线的杀菌作用

波长为 200～300 nm 的紫外线对细菌有杀菌作用,其中以波长为 265～266 nm 的紫外线杀菌作用最强。紫外线的杀菌机制主要是使 DNA 链上两个相邻的胸腺嘧啶共价结合,形成胸腺嘧啶二聚体,干扰细菌的复制与转录,导致细菌的变异或死亡。紫外线的穿透力弱,普通玻璃、纸张、尘埃、水蒸气等均可阻挡大部分紫外线。因此,紫外线主要用于空气和物体表面的消毒。

1.材料 紫外灯、普通琼脂平板等。

2.方法

(1)取琼脂平板 4 个,分别标明"A"(开盖照射)、"B"(不开盖照射)、"C"(开盖不照射)和"D"(对照)。

(2)将"A""B""C"3 个平板盖揭开,使之暴露于空气中 20 min,"D"平板不开盖,做平板对照。

(3)将"B"平板盖好后,与"A"平板及其平板盖一起放在紫外灯下直接照射 30 min。

(4)照射后,将平板盖好,然后将 4 个平板均置于 37 ℃恒温箱中培养 24 h。

3.结果 比较 A、B、C、D 4 个平板上细菌菌落数量差异,并分析原因,得出实验结论。

二、湿热的杀菌作用

湿热灭菌法是常用的一种杀菌方法,其利用高温使细菌菌体蛋白变性或凝固,从而导致细菌

死亡。多数无芽胞细菌经 55～60 ℃作用 30～60 min 即死亡。湿热作用可杀死绝大部分细菌的繁殖体和真菌。高压蒸汽灭菌法可杀死包括细菌芽胞在内的所有微生物。

1. 材料

(1)菌种：大肠埃希菌肉汤培养物、枯草芽胞杆菌肉汤培养物。

(2)肉汤培养基。

(3)接种环、温度计、水浴箱、高压蒸汽灭菌器等。

2. 方法

(1)用接种环将大肠埃希菌、枯草芽胞杆菌各接种于 3 管肉汤培养基中。然后将接种大肠埃希菌管和接种枯草芽胞杆菌管配对分成 3 组。

(2)第 1 组置于室温下，作为对照观察。

(3)第 2 组置于 100 ℃水浴箱中 10 min，取出后立即用自来水冲凉。

(4)第 3 组置于高压蒸汽灭菌器内，121 ℃灭菌 20 min。

(5)将三组接种管均置于 37 ℃恒温培养箱中培养，18～24 h 后观察结果。

3. 结果　观察并记录各平板上细菌生长情况。

第 1 组：大肠埃希菌_____，枯草芽胞杆菌_____。

第 2 组：大肠埃希菌_____，枯草芽胞杆菌_____。

第 3 组：大肠埃希菌_____，枯草芽胞杆菌_____。

实验结论：_____。

三、络合碘对皮肤的消毒作用

1. 材料

(1)0.5%络合碘、无菌棉签。

(2)普通琼脂平板。

2. 方法

(1)将琼脂平板底面用记号笔划分为两半，分别注明"消毒前"与"消毒后"。

(2)将一手指在注明"消毒前"的培养基表面，轻轻地来回涂抹；然后将同一手指用络合碘将皮肤消毒，待干燥后，再在注明"消毒后"的培养基上轻轻涂抹。

(3)将平板置于 37 ℃恒温箱中培养 24 h，观察比较"消毒前"和"消毒后"细菌菌落数差异，并解释原因。

第三节　噬菌体对细菌的特异性作用

噬菌体是寄生于细菌、真菌或螺旋体等细胞内的病毒，广泛分布于自然界。根据感染宿主细胞的结局，噬菌体可分为毒性噬菌体及温和噬菌体两类。毒性噬菌体感染细菌后，可使细菌细胞裂解。噬菌体对细菌的寄生及裂解关系具有种、型的特异性，故可借噬菌体来鉴定细菌，或根据细菌鉴定噬菌体。

【知识拓展 5-1】　噬菌体治疗成就佳话

知识拓展
5-1

一、肠道杆菌噬菌体特异性溶菌试验

1. 材料

(1)普通琼脂平板。

(2)大肠埃希菌、痢疾志贺菌纯培养物。

(3)痢疾志贺菌噬菌体或大肠埃希菌噬菌体液体(未知)等。

2. 方法

(1)用记号笔在普通琼脂平板底面划一条直线将平板一分为二,分别标记为"大""痢"。

(2)用无菌棉签分别蘸取大肠埃希菌、痢疾志贺菌菌液涂布于相应区域的培养基上。

(3)待菌液稍干后,用接种环取噬菌体液,点种于"大"的中心,然后灼烧接种环,冷却后,再取噬菌体液点种于"痢"的中心。

(4)将上述平板置于37 ℃恒温箱中培养24 h,观察并记录结果。

3. 结果

(1)观察涂菌区域中心是否出现噬菌斑,记录于表5-3中。

表 5-3　肠道杆菌噬菌体特异性溶菌试验结果

项　　目	大肠埃希菌	痢疾志贺菌
噬菌斑		
噬菌体鉴定结论	大肠埃希菌噬菌体 □	痢疾志贺菌噬菌体 □

(2)描绘实验结果。

4. 注意事项

(1)用无菌棉签涂布细菌时不要使两种细菌相互接触。同样每次用接种环点种噬菌体后均需灼烧接种环灭菌,以免将两侧的细菌混在一起。

(2)点种噬菌体后,平板正放数分钟后再倒置。

二、葡萄球菌噬菌体特异性溶菌试验

1. 材料

(1)金黄色葡萄球菌53C 株、1800 株、Cowan1 株及表皮葡萄球菌。

(2)普通琼脂平板。

(3)葡萄球菌噬菌体(型别未知)。

2. 方法

(1)将普通琼脂平板划分为4 个区,注明"1、2、3、4"。

(2)以无菌接种环取金黄色葡萄球菌53C 株、1800 株、Cowan1 株及表皮葡萄球菌菌液分别涂布于"1、2、3、4"区。

(3)用无菌接种环分别取金黄色葡萄球菌噬菌体一环,点种于第1 区的中央。灼烧接种环,冷却后,再取一环接种于第2 区,依次类推,分别点种于第3、4 区。

(4)37 ℃下培养24 h 后,观察并记录结果。

3. 结果　观察各涂菌区中央是否有噬菌斑出现,将结果记录于表5-4 中。

表 5-4　葡萄球菌噬菌体特异性溶菌试验结果

项　　目	金黄色葡萄球菌53C 株	金黄色葡萄球菌1800 株	金黄色葡萄球菌Cowan1 株	表皮葡萄球菌
噬菌斑				
噬菌体鉴定结论	金黄色葡萄球菌53C 株　　□ 金黄色葡萄球菌Cowan1 株　□		金黄色葡萄球菌1800 株　　□ 表皮葡萄球菌　　□	

4.注意事项

(1)各区间的菌种不能相互接触。

(2)点种噬菌体后,平板正放数分钟后再倒置。

第四节 细菌对抗生素的敏感性试验

抗生素是某些微生物在代谢过程中产生的能抑制或杀灭某些其他生物细胞的抗生物质,临床上常用来治疗细菌感染。抗生素的抗菌范围称为抗菌谱,不同的抗生素具有各自独特的抗菌谱。由于各种抗生素的抗菌机制不同,不同致病菌对抗生素的敏感性不同。在治疗过程中,细菌长期接触某种单一抗生素,其对药物的敏感性可能发生改变,甚至产生耐药性,所以,临床治疗前测定细菌对药物的敏感性,在选择用药上具有重要意义。

药物敏感试验通常有纸片扩散法、试管稀释法、E 试验法等多种方法。纸片扩散法只能定性,试管稀释法可定量测定药物的最低抑菌浓度(MIC)或最低杀菌浓度(MBC)。

一、纸片扩散法

在已接种被测细菌的水解酪蛋白琼脂平板上,平贴含有一定量抗生素的药敏纸片,由于平板中含大量的水分,所以抗生素很快溶解于培养基内,并向四周呈半球面扩散,琼脂中药物的浓度随离纸片的距离增大而降低。在药物浓度高于药物对该菌的最低抑菌浓度的琼脂上,该细菌的生长受到抑制;而在药物浓度低于药物对该菌的最低抑菌浓度的琼脂中,细菌能够生长,所以细菌培养一段时间后,在含药纸片的周围形成透明的抑菌环。量取该抑菌环的直径,与解释标准进行对比,即可判断该细菌对相应药物的敏感度。

1.材料

(1)对青霉素敏感及对青霉素耐药的金黄色葡萄球菌血琼脂平板培养物。

(2)0.5 单位麦氏标准比浊管(相当于细菌浓度为 1.5×10^8 CFU/mL)。

(3)含青霉素 G(10 U)、庆大霉素(10 U)、红霉素(15 μg)等抗生素的药敏纸片。

(4)水解酪蛋白琼脂平板(MHA)、无菌镊子、接种环、无菌棉签、95%乙醇、毫米尺等。

2.方法

(1)用接种环分别在血琼脂平板上挑取形态相似的金黄色葡萄球菌菌落 5～10 个,移种于肉汤管中。

(2)于 35 ℃摇床中培养 4～6 h,与标准比浊管比较,菌液浓度太浓时,可用肉汤或生理盐水稀释至与标准比浊管浊度相同。

(3)用无菌棉签蘸取菌液,并在管壁上挤去多余的菌液后涂布于药敏试验质控 MHA 上(注意:涂布要均匀、致密)。

(4)用镊子蘸取 95%乙醇并通过火焰,待烧干后再蘸取乙醇重复上述操作 2 次即可达到灭菌的效果。用此无菌镊子分别夹取青霉素 G、庆大霉素、红霉素纸片,按一定间隔贴在平板的不同区域,即两纸片间距离不小于 2 cm,纸片距平板边缘不小于 1 cm。

(5)置于 35 ℃恒温箱中培养 18～24 h 观察结果。

3.结果

(1)用毫米尺量取各种抗生素滤纸片周围抑菌环直径,记录于表 5-5 中。依据药物敏感标准(表 5-6),按照敏感、中度敏感或耐药报告实验结果。

(2)你的实验结果与其他同学(检测相同菌株)一致吗? 如不一致,请分析原因。

(3)请分析影响实验结果的因素有哪些。

 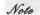

表5-5　纸片扩散法药敏试验结果

项　目	青霉素 G	红霉素	庆大霉素
抑菌环直径/mm			
结果判定			

表5-6　几种抗生素抑菌环解释标准及相应的最低抑菌浓度(MIC)

代号	抗生素	纸片含药量	抑菌环直径/mm			相应的 MIC/(μg/ mL)	
			耐药	中度敏感	敏感	耐药	敏感
P-G	青霉素 G	10 U	≤ 20	21~28	≥ 29		≤ 0.1
ERY	红霉素	15 μg	≤ 13	14~22	≥ 23	≥ 8	≤ 0.5
GEN	庆大霉素	10 U	≤ 12	13~14	≥ 15	≥ 8	≤ 4.0

4. 质量控制　用标准参考菌金黄色葡萄球菌 ATCC25923 按照上述标准方法平行测定敏感度,参考菌株的敏感度应在表5-7规定的范围内。如果参考菌株的结果落在范围之外,则不能发出报告,应寻找造成误差的原因,待复查准确后再行报告。

表5-7　药敏试验参考菌株 ATCC25923 对各种抗生素的敏感度

抗生素或磺胺	纸片含药量	抑菌环直径/mm
青霉素 G	10 U	26~37
链霉素	10 μg	14~22
红霉素	15 μg	23~30
庆大霉素	10 U	19~27
先锋霉素 I	30 μg	25~37
氨苄青霉素	10 μg	24~35
磺胺＋TMP	25 μg	24~32

二、稀释法

培养基内抗生素的含量按几何级数稀释并接种适量的细菌,在37 ℃下培养18~24 h后,观察不同浓度抗生素下细菌生长情况。能引起细菌生长被完全抑制的最低抗生素浓度,即最低抑菌浓度(MIC)。MIC 为该菌对药物的敏感度。稀释法所获得的结果比较准确,常被用作校正其他方法的标准。稀释法又分为试管稀释法、琼脂稀释法、微量稀释法及自动化稀释法等。

(一)试管稀释法

以水解酪蛋白(MH)液体培养基将抗生素稀释成不同的浓度,然后接种适量待检细菌,定量测定抗生素抑制或杀死该细菌的最低抑菌浓度(MIC)或最低杀菌浓度(MBC)。

1. 材料
(1)菌种:金黄色葡萄球菌菌液(10^5 CFU/ mL)。
(2)培养基:MH 肉汤。
(3)100 U/ mL 的青霉素钾盐。

2. 方法
(1)取无菌小试管 10 支排于试管架,第一管加入 MH 肉汤1.9 mL,2~10 管各加1 mL。
(2)于第 1 支试管中加入稀释好的 100 U/ mL 的青霉素钾盐0.1 mL,混匀后取1 mL 加入第

2 支试管中,依次倍比稀释,至第 9 支试管中吸出 1 mL 弃去,将第 10 支试管作为对照管。各试管中的青霉素浓度为 5 U/mL、2.5 U/mL、1.25 U/mL、0.63 U/mL、0.32 U/mL、0.16 U/mL、0.08 U/mL、0.04 U/mL、0.02 U/ mL。

(3)在各试管中加入已校正浓度的金黄色葡萄球菌菌液(10^5 CFU / mL)0.05 mL,混匀后于 35 ℃恒温箱中培养 18 h,观察结果。

3. 结果与判定　记录 MIC,并根据该抗生素的 MIC 解释标准判定该菌对此药物的敏感度。

MIC: _____。

敏感度: _____。

(二)琼脂稀释法

琼脂稀释法药物敏感试验是将一系列不同剂量的抗生素,分别加入熔化并冷却至 45 ℃的定量琼脂培养基中,混匀,倾注成无菌平板,即为含有不同浓度药物的培养基。接种对数生长期细菌于该培养基上,经培养后观察被检细菌的生长情况,能完全抑制细菌生长的最低药物浓度即为该药对该细菌的 MIC。

1. 材料

(1)菌种:金黄色葡萄球菌菌液(10^8 CFU/ mL)。

(2)培养基:MH 肉汤、MH 琼脂。

(3)抗生素原液。

2. 方法

(1)将抗生素原液进行系列稀释。

(2)制备含抗生素琼脂平板:在直径为 100 mm 的无菌平板中加入相应浓度的抗生素 2.5 mL,再加入 MH 琼脂 25 mL,充分混匀(接种前平板必须相当干燥)。

(3)取已校正浓度的待测菌液(10^8 CFU/ mL)接种于含药琼脂的表面,待接种点干燥后,再翻转平板,置于 35 ℃恒温箱内孵育 16～24 h,观察结果。

3. 结果　不出现菌落的琼脂平板上的最低药物浓度为其最低抑菌浓度(MIC)。结果可用药物的浓度报告。若超过抑菌终点仍有数个明显菌落,则原因可能是待检菌不纯,必须重新进行实验。如仅为单个菌落,可予以忽略。判定时注意:①薄物状生长不算;②少于 5 个菌落不算;③若在数个平板上出现拖尾或跳管生长现象,应该重做。

参照表 5-6,根据 MIC 值(μg/ mL)报告相应的敏感或耐药结果。

三、E 试验法

E 试验法(E-test)结合了稀释法和纸片扩散法的原理和特点。E-test 试纸条是一个 5 mm × 50 mm 大小、无活性的无孔塑料薄条,背面固定有预先制备的干燥而稳定的浓度呈指数梯度分布的抗生素,正面标有以 μg/ mL 为单位的 MIC 判读刻度。当 E-test 试纸条被放至一个已接种细菌的琼脂平板时,其载体上的药物立即且有效地释放入琼脂介质,在试纸条下产生的抗生素浓度呈连续指数梯度分布。经过孵育后,可见一个以试纸条为中心的对称抑菌椭圆形环。椭圆形环边缘与试纸条的交界处的刻度即为该药物对该菌的 MIC 值。

1. 材料

(1)待测菌株:大肠埃希菌。

(2)MH 琼脂平板。

(3)E-test 试纸条。

2. 方法

(1)取培养 18～24 h 的菌落数个,均匀混悬于生理盐水中,调整至 0.5 单位麦氏比浊管浊度。

（2）以无菌棉拭子蘸取菌液后，沿管壁旋转挤去多余水分，均匀涂布整个琼脂表面，每次旋转平板以 60°为宜。

（3）平板置于室温或恒温箱中 10～15 min，吸收琼脂表面菌液，确保加试纸条前琼脂表面完全干燥。

（4）用无毒无菌镊子将 E-test 试纸条贴于琼脂表面（有刻度面朝上，浓度最大端靠近平板边缘）。

（5）平板置于 35 ℃恒温箱内孵育过夜后，观察结果，抑菌椭圆形环与试纸条交界处的刻度即为最小抑菌浓度（MIC）。

3. 结果 读取抑菌椭圆形环与 E-test 试纸条的交界点值，即为 MIC（如图 5-1）。

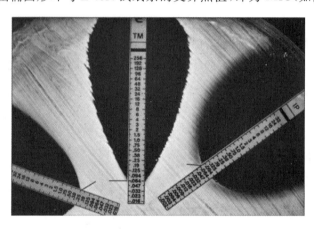

图 5-1　E-test 结果

四、β-内酰胺酶的检测

金黄色葡萄球菌和淋球菌等多种细菌能产生 β-内酰胺酶，β-内酰胺酶能裂解青霉素和头孢菌素等 β-内酰胺类抗生素的 β-内酰胺环，使其失去抗菌活性，从而表现为产酶细菌对这些抗生素耐药。通过检测 β-内酰胺酶，能较常规药物敏感试验更快地获得结果。

β-内酰胺酶的检测方法一般有酸度法和碘量法。两类方法的原理基本相同，仅在显示剂方面有所差异。酸度法：β-内酰胺酶可将青霉素的 β-内酰胺环水解，使其变成无抗菌活性的青霉噻唑酸，从而使溶液的 pH 下降，用 pH 指示剂（溴麝香草酚蓝溶液）检测溶液的 pH 变化，即可测知细菌对 β-内酰胺类抗生素的敏感性。碘量法：β-内酰胺酶破坏 β-内酰胺环，碘与被打开的 β-内酰胺环结合，使蓝色的淀粉-碘复合物转变成无色，而测知细菌对 β-内酰胺类抗生素的敏感性。

1. 材料

（1）底物：取青霉素 G 80 万单位溶于 8 mL pH 7.2、0.05 mol/L 磷酸缓冲液（PBS）中，－20 ℃保存备用。

（2）0.05%溴麝香草酚蓝溶液。

（3）β-内酰胺酶阳性菌、阴性菌及待测菌的 18～24 h 培养物。

（4）碘溶液：称取碘 2.03 g、碘化钾 53.2 g 溶于 100 mL 蒸馏水中，暗处保存。

（5）5 g/L 淀粉溶液。

2. 方法

1）酸度法

（1）取 3 支小试管，各加青霉素溶液 0.05 mL。

（2）分别用接种环挑取阳性菌、阴性菌及待测菌的菌落数个于上述 3 支小试管中，制成浓稠悬液，37 ℃水浴 1 h。

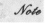

（3）分别加 1 小滴溴麝香草酚蓝指示剂于各试管中,观察颜色变化。

（4）溴麝香草酚蓝指示剂呈黄色者为 β-内酰胺酶阳性;溴麝香草酚蓝指示剂呈绿色者为 β-内酰胺酶阴性。

2）碘量法

（1）取小试管 3 支,各加青霉素溶液 0.1 mL。

（2）分别用接种环挑取阳性菌、阴性菌及待测菌的菌落数个于上述 3 支小试管中,制成浓稠悬液,室温振摇 30 min。

（3）分别加 2 滴(约 0.1 mL)淀粉溶液于各试管中,混匀后再加 1 滴碘溶液,振摇 1 min 后观察结果。

（4）若细菌产生 β-内酰胺酶,则可水解青霉素的 β-内酰胺环,使其变为青霉噻唑酸,后者与碘结合,使蓝色的碘-淀粉复合物转为无色。10 min 内蓝色消失者为产酶株,否则为 β-内酰胺酶阴性。

3. 注意事项

（1）由于青霉素很容易分解,用于实验的青霉素应该新鲜配制。

（2）淀粉也应新鲜配制,在 200 mL 蒸馏水中加入 1 g 可溶性淀粉,放到开水中水浴直到淀粉溶解。

（3）实验应按步骤操作,如果碘液加入过早,酶反应就会停止,产生假阴性结果。

（4）每次实验做阳性和阴性对照,以便观察实验结果。

五、耐甲氧西林金黄色葡萄球菌耐药基因检测

耐甲氧西林金黄色葡萄球菌(methicillin-resistant Stanphylococcus aureus,MRSA)往往具有多重耐药性,且几乎所有 MRSA 株均携带编码与 β-内酰胺类抗生素亲和力低的青霉素结合蛋白2a(PBP2a)的 mecA 基因。因此,MRSA 耐药基因检测,主要是指设计特异性引物或探针对其mecA 基因进行检测。通过检测患者粪便、血液及各类分泌物等标本中的金黄色葡萄球菌特异性基因 femB 和耐药基因 mecA,可早期、快速、准确地发现 MRSA 携带者。本实验用 PCR 体外扩增法检测。

1. 材料

（1）菌株:待检标本分离株、MRSA 参考株、甲氧西林敏感金黄色葡萄球菌参考菌株ATCC25923。

（2）仪器:PCR 仪、透射式紫外检测仪、电泳仪、水浴锅、低温离心机等。

（3）试剂:按实验需要填入表 5-8 中。

2. 方法　根据实验原理设计,填写表 5-8。

表 5-8　耐甲氧西林金黄色葡萄球菌的分子生物学检测方法步骤

序号	步　骤	器材与试剂	操作方法	疑问、评价以及改进
1	细菌 DNA 提取			
2	PCR 引物设计与合成			实验中有几对引物? 如何评价引物特异性?
3	PCR 扩增			如何设置实验条件? 如何评价对照实验?
4	结果鉴定			凝胶浓度为多少?结果可信度如何?
5	检测结论			

知识拓展
5-2

【知识拓展 5-2】　快速表型药敏检测技术

第五节　细菌的变异

遗传和变异是生命的基本特征。环境因素的影响或细菌遗传物质的变化会导致子代细菌的生物学性状与亲代不同的现象,称为细菌的变异性。熟悉细菌的各种变异现象及其影响因素,在疾病诊断、治疗、预防及生物制品的生产等实践中有重要意义。

一、细菌变异现象的观察

(一)光滑型与粗糙型菌落变异

1.材料

(1)菌株:光滑型、粗糙型大肠埃希菌琼脂斜面 18～24 h 培养物。

(2)培养基:普通琼脂平板。

2.方法

(1)分别接种光滑型和粗糙型大肠埃希菌于 2 个普通平板上。

(2)37 ℃下孵育 18～24 h,比较观察两型大肠埃希菌的菌落特性。

3.结果

2 个平板上菌落特征如下。

光滑型:_____。

粗糙型:_____。

(二)鞭毛变异

变形杆菌在含 0.1% 石炭酸的平板上失去产生鞭毛的能力,故可以用此培养基观察细菌的鞭毛变异现象。

1.材料

(1)菌种:普通变形杆菌 18～24 h 琼脂斜面培养物。

(2)培养基:普通琼脂平板、0.1% 石炭酸琼脂平板培养基。

2.方法

(1)分别在普通琼脂平板和 0.1% 石炭酸琼脂平板的四边点种变形杆菌,勿将细菌划开。

(2)37 ℃下孵育 18～24 h 后,比较观察平板上菌落特点。

3.结果

(1)2 个平板上菌落特征如下。

普通琼脂平板:_____。

石炭酸琼脂平板:_____。

(2)2 个平板上菌落特征不同的原因:_____。

(三)L 型细菌变异

细菌在有些水解酶(如溶菌酶)或某些抗生素(如青霉素)的作用下,细胞壁肽聚糖合成受阻,导致细胞壁受损,成为细胞壁缺陷型细菌,称为 L 型细菌。由于其细胞壁缺陷,在低渗环境中,菌体会裂解死亡,但在高渗含血清的培养基中仍可生长,形成荷包蛋样的细小菌落。

1.材料

(1)菌种:金黄色葡萄球菌肉汤培养物。

(2)鸡蛋培养基。

(3)低浓度青霉素药物纸片(40 μg/片)。

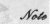

(4)革兰染色液、细胞壁染液。

2. 方法

(1)在 L 型细菌鸡蛋培养基中加入 0.05 mL 金黄色葡萄球菌培养物,然后以玻棒均匀涂布平板,待平板稍干燥后,取低浓度青霉素药物纸片 1 张贴于平板中央,于 37 ℃下培养过夜,次日观察有无抑菌环。

(2)每隔一天用放大镜或在低倍镜下观察抑菌圈内有无荷包蛋样小菌落出现。

(3)如出现荷包蛋样小菌落,则取荷包蛋样菌落和抑菌圈外细菌分别进行涂片,做革兰染色和细胞壁染色并镜检。

3. 结果

(1)抑菌圈荷包蛋样小菌落:○有,经染色后细菌形态为_____;○无。

(2)细胞壁染色结果(与原菌对比区别):_____。

二、R 质粒传递试验

细菌从外源途径获得 DNA 并发生基因重组后,引起受体菌基因型发生改变而导致的变异称为基因转移与重组。某些质粒如携带耐药基因的 R 质粒等能通过接合传递遗传信息,使受体菌获得相应的耐药性。

1. 材料

(1)耐氯霉素痢疾杆菌(D15)、耐利福平大肠埃希菌(W1485)。

(2)三种麦康凯抗性平板(分别含 20 μg/ mL 的氯霉素、100 μg/ mL 的利福平和此两者的混合物)、双糖培养基、葡萄糖蛋白胨水培养基、蛋白胨水培养基、枸橼酸盐培养基等。

2. 方法

(1)将在肉汤培养基中繁殖的 W1485、D15 菌株分别接种于含氯霉素、利福平及氯霉素和利福平的麦康凯平板上,于 37 ℃下培养 24 h,作为对照实验。

(2)活化:取已在肉汤培养基中培养 24 h 的 W1485、D15 菌分别接种至 1 mL 肉汤培养基内,置于 37 ℃下培养 5~6 h。

(3)接合:将经活化的 W1485、D15 菌液各取 0.2 mL 接种至另一管 1 mL 肉汤培养基中,置于 37 ℃下培养 2 h。

(4)筛选:从接合的肉汤培养基中吸取 0.1 mL 菌液涂布在含氯霉素和利福平的麦康凯平板上,于 37 ℃下培养 24 h,观察结果。

3. 结果

(1)将实验结果填入并完善表 5-9。

表 5-9　R 质粒传递试验结果及分析

菌　株	菌落特征(或无菌生长)			结　果　解　释
	氯霉素平板	利福平平板	氯霉素＋利福平双抗平板	
D15				
W1485				
D15＋W1485				

(2)设计实验,利用提供的实验材料鉴别双抗平板上生长的菌落是大肠埃希菌还是痢疾杆菌:_____。

三、质粒 DNA 转化试验

受体菌直接摄取供体菌游离的 DNA 片段,并整合于受体菌基因组中,将导致受体菌遗传性状

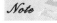

发生改变,此种遗传性状改变的过程称为转化。供体菌游离 DNA 只能进入处于感受态的受体菌。感受态即细菌生长繁殖过程中,易于吸收外源 DNA 的生理状态。感受态一般处于细菌的对数生长期的后期。常用一定浓度氯化钙($CaCl_2$)处理,并辅以短暂的 42 ℃ 热休克,能人为促进受体菌对游离 DNA 的吸收。本实验用对氨苄青霉素(Ap)和四环素(Tc)敏感的大肠埃希菌作为受体菌,用带有耐青霉素和耐四环素基因的质粒 pBR322 作为游离 DNA,用含上述两种抗生素的平板来筛选转化菌。

1.材料

(1)菌种:大肠埃希菌 *E.coli* RR1。

(2)培养基:LB 液体培养基、LB 平板、含氨苄青霉素(100 μg/ mL)的 LB 平板、含四环素(40 μg/ mL)的 LB 平板。

(3)试剂:质粒 DNA(pBR322)、10 mmol/L NaCl、75 mmol/L $CaCl_2$。

(4)其他:离心管、离心机、水浴箱、玻棒等。

2.方法

(1)查阅资料,设计实验方案,填写表 5-10。

表 5-10　质粒 DNA 转化试验方法步骤

序号	步　骤	器材与试剂	操作方法	疑问、评价及改进
1	感受态细菌的制备			$CaCl_2$浓度是多少?
2	质粒 DNA 的转化			水浴温度是多少,水浴时间多长?
3	结果鉴定			如何设置抗性平板?观察时间多长?怎样设置阳性对照?怎样设置阴性对照?

(2)设计试验,鉴定转化子。

思考题

1.为什么在相同温度下湿热灭菌法效果优于干热灭菌法?

2.细菌的变异现象有哪些?试举例说明。

3.简述噬菌体感染宿主菌的结局与意义。

4.纸片扩散法药物敏感试验的质控因素主要包括哪些?

5.简述细菌耐药性控制策略。

实验结果示例

实验结果示例

（刘水平）

第六章 细菌鉴定与感染诊断

学习目标

▲**素质目标**

培养严谨求实的科学态度;培养责任担当精神;培养团队合作和探索精神。

▲**能力目标**

具备常见的细菌生化、血清学鉴定检测能力,以及细菌分子生物学鉴定技能。

▲**知识目标**

(1)掌握常见细菌生化鉴定方法,以及肠道杆菌IMViC鉴定、产气荚膜梭菌汹涌发酵试验的原理和方法。

(2)掌握细菌血清学检测原理和玻片法凝集试验、SPA协同凝聚试验、抗原抗体沉淀反应、荚膜肿胀试验等的原理和方法。

(3)熟悉荧光定量PCR法、16S rRNA基因序列测定法等分子生物学细菌鉴定方法。

(4)熟悉细菌内毒素检测(鲎试验)和外毒素检测的原理和方法。

(5)了解质谱鉴定等常见自动化鉴定方法。

第一节 细菌生化反应

一、肠道杆菌 IMViC 鉴定

(一)靛基质(吲哚)产生试验(indol test)

某些细菌具有色氨酸酶,能分解蛋白胨中的色氨酸而生成吲哚(靛基质)。吲哚本身无色,不能直接观察,若与吲哚试剂中的对二甲基氨基苯甲醛作用,形成红色的玫瑰吲哚,即为吲哚试验阳性。若颜色不明显,可再加4~5滴乙醚,振荡试管使乙醚分散于液体中,若培养液中有靛基质存在,就可以被提取至乙醚层中,颜色反应较为明显。该反应主要用于肠杆菌科细菌的鉴定。

1.材料

(1)粪标本分离纯培养物数种。

(2)蛋白胨水培养基。

(3)靛基质试剂(Kovacs试剂):取对二甲基氨基苯甲醛4 g,加95%乙醇380 mL、浓盐酸80 mL即成。

(4)乙醚溶液。

Note

43

2. 方法

(1)将细菌接种于蛋白胨水培养基中,于 37 ℃恒温箱中培养 18～24 h。

(2)滴加数滴靛基质试剂于培养基的液面上,观察接触面颜色变化。

3. 结果　其接触面呈玫瑰红色者为阳性,仍呈黄色者为阴性,若颜色不明显,可再加 4～5 滴乙醚,振荡试管使乙醚分散于液体中,若培养液中有靛基质存在,就可以被提取至乙醚层中,颜色反应较为明显。判断并分析实验结果,协助鉴定肠杆菌科种属,并记录于表 6-1 中。

表 6-1　靛基质(吲哚)产生试验结果

菌种编号	滴加靛基质试剂后 颜色变化	滴加乙醚后 颜色变化	结 果 判 断
1			
2			

(二)甲基红试验(methyl red test)

将细菌接种于葡萄糖蛋白胨水中,于 37 ℃恒温箱中培养 48 h 后,再向其中加入甲基红试剂。大肠埃希菌等细菌分解葡萄糖产生丙酮酸,但丙酮酸不被缩合成乙酰甲基甲醇,培养基中酸多,pH 低,故呈红色,为阳性。而产气杆菌将丙酮酸缩合成乙酰甲基甲醇,培养基中酸少,pH 高,故呈黄色,为阴性。

1. 材料

(1)粪标本分离纯培养物数种。

(2)葡萄糖蛋白胨水培养基。

(3)甲基红指示剂:取甲基红 0.04 g,溶于 60％的乙醇 100 mL 中。该试剂酸性时呈红色,碱性时呈黄色。

2. 方法　挑取菌落少许,接种于葡萄糖蛋白胨水中,于 36 ℃恒温箱中培养 3～5 天,从第 2 天起,每日取培养液 1 mL,加甲基红指示剂 1～2 滴,阳性呈鲜红色,弱阳性呈淡红色,阴性为黄色。

3. 结果　观察培养基颜色变化,并记录于表 6-2 中。判断并分析结果。

表 6-2　甲基红试验结果

菌种编号	时间/天	培养基颜色	结果判断
1	2		
	3		
	4		
	5		
2	2		
	3		
	4		
	5		

(三)V-P 试验(Voges-Proskauer test)

某些细菌分解葡萄糖生成丙酮酸,丙酮酸可进一步脱羧生成乙酰甲基甲醇,乙酰甲基甲醇在碱性环境下被氧化成为二乙酰,后者与蛋白胨中精氨酸所含的胍基作用,生成红色的胍缩二乙酰而呈现红色,为 V-P 试验阳性。其他细菌不能生成乙酰甲基甲醇,培养基不变色,为阴性。若培养基中胍基含量少,可加入少量含胍基的化合物如肌酸肌酐等(本实验加入 α-萘酚)加速反应(注意:

滴加 V-P 试剂甲液和乙液后需摇匀,静置 10 min 后才能看到红色化合物出现)。

1.材料

(1)粪标本分离纯培养物数种。

(2)葡萄糖蛋白胨水培养基。

(3)氢氧化钾溶液(含有 0.3%肌酸)。

2.方法 将细菌接种于葡萄糖蛋白胨水培养基中,置于 37 ℃恒温箱中培养 48 h,再向培养基中加入等量的 40% 氢氧化钾溶液(含有 0.3%肌酸)。

3.结果 观察培养基的变色情况,并记录于表 6-3 中。判断并分析结果。

表 6-3　V-P 试验结果

菌 种 编 号	培养基颜色	结 果 判 断
1		
2		

(四)枸橼酸盐利用试验(citrate utilization test)

将细菌接种于枸橼酸盐培养基上,置于 37 ℃恒温箱中培养 48 h,产气杆菌等细菌能利用枸橼酸盐作为碳源,分解枸橼酸盐生成碳酸盐,使培养基变为碱性,培养基中的指示剂颜色由淡绿色转为深蓝色,为枸橼酸盐利用试验阳性。大肠埃希菌则不能分解枸橼酸盐,培养基颜色不变,为枸橼酸盐利用试验阴性。

1.材料

(1)粪标本分离纯培养物数种。

(2)枸橼酸盐培养基。

(3)溴麝香草酚蓝(BTB)指示剂。

2.方法 将细菌接种于枸橼酸盐培养基上,置于 37 ℃恒温箱中培养 48 h。观察结果。

3.结果 观察培养基中指示剂颜色的变化,记录于表 6-4 中。判断并分析结果。

表 6-4　枸橼酸盐利用试验结果

菌 种 编 号	培养基中指示剂 颜色变化	结 果 判 断
1		
2		

二、致病性肠道杆菌的选择鉴别及双糖半固体培养基生化鉴定

大肠埃希菌等肠杆菌科条件致病菌与肠道致病菌的主要区别之一是大多数条件致病菌可分解乳糖,而绝大多数肠道致病菌则不分解乳糖,故肠道致病菌多用含乳糖的弱选择性鉴别培养基(如麦康凯琼脂)以及对大肠埃希菌等条件致病菌有较强抑制作用、又有利于肠道某些致病菌(如沙门菌及志贺菌)生长繁殖的强选择性鉴别培养基(如 SS 琼脂)进行选择分离,以乳糖发酵导致培养基中指示剂颜色变化为初步鉴别,然后用双糖半固体培养基进行初步鉴定。

1.材料

(1)待检模拟粪便标本(肛拭子)2 个:1 号为大肠埃希菌、肠球菌与伤寒沙门菌混合物;2 号为大肠埃希菌、肠球菌与痢疾志贺菌混合物。

(2)麦康凯培养基和 SS 琼脂平板。

（3）双糖半固体培养基。

2. 方法

（1）分离培养：将标本分别划线接种至麦康凯及 SS 琼脂平板等选择培养基上，置于 37 ℃下培养 18～24 h（每一个标本同时接种一个强选择性培养基和一个弱选择性培养基）。

（2）生化反应：培养第 2 天观察平板上有无可疑致病菌菌落。用接种针于上述平板中挑取单个可疑菌落（无色、半透明、光滑、较小）2～3 个，各接种至 1 管双糖半固体培养基内（垂直插入至下层 2/3 深度，并在表层斜面上划线），置于 37 ℃下培养 18～24 h，观察结果。

3. 结果

（1）查阅资料，根据乳糖和葡萄糖发酵的能力和结果、有无动力情况，判断表 6-5 中哪种情况分别可能是大肠埃希菌、肠球菌、伤寒沙门菌和痢疾志贺菌。

表 6-5　不同肠道细菌在双糖半固体培养基培养结果（教学试验模拟标本结果）

序　号	上层（乳糖）	下层（葡萄糖）	动　力	可能结果（请填写）
1	＋	⊕	有	
2	－	＋	有	
3	－	＋	无	
4	＋	＋	无	
5	－	⊕	有	

（2）观察双糖半固体培养基颜色变化、下层半固体混浊情况及有无气体产生，依据表 6-5 判定接种的各个菌落分别可能是哪种肠道菌。

（3）设计实验，对各双糖半固体培养基上的细菌做进一步鉴定。

三、产气荚膜梭菌汹涌发酵试验

产气荚膜梭菌具有显著发酵糖的能力。在石蕊牛乳培养基中，迅速分解乳糖产酸，使酪蛋白凝固，并产生大量气体（H_2 和 CO_2），将凝固的酪蛋白冲成蜂窝状，将液面密封用的凡士林层往上推，有的推至试管口棉塞，气势凶猛。此种强烈发酵现象称"汹涌发酵"（stormy fermentation），往往在培养 6 h 即可出现，为本菌特点之一。该菌也可分解葡萄糖产酸产气，如在含葡萄糖的高层琼脂中培养，由于分解糖产生大量气体，琼脂断裂，亦称为"汹涌发酵"。

1. 材料

（1）产气荚膜梭菌疱肉培养基培养物。

（2）石蕊牛乳培养基、葡萄糖高层琼脂培养管等。

2. 方法

（1）将产气荚膜梭菌接种于牛乳培养基底部，然后在培养基表面加入一层已熔化且冷却至 50～60 ℃的无菌凡士林（厚约 5 mm），置于 37 ℃恒温箱中培养 10～24 h 后观察结果。

（2）取葡萄糖高层琼脂培养基一管，加热熔化并冷却至 48～50 ℃时，加入产气荚膜梭菌培养物 0.1 mL，混匀后置于 37 ℃恒温箱中培养 10～24 h 后观察结果。

3. 结果　观察培养基颜色变化、有无固态凝固物、气体产生情况（琼脂断裂与否）等，分析原因，记录于表 6-6 中。

表 6-6　产气荚膜梭菌汹涌发酵试验结果

项　目	培养基中颜色变化	固态凝固物	气　体
石蕊牛乳培养基			
葡萄糖高层琼脂			

第二节　细菌血清学检测

一、概述

用已知的细菌或者其特异性抗原检测患者血清中有无相应的抗体及其效价的动态变化,可以作为某些传染病的辅助诊断。常用于细菌性感染的血清学诊断见表 6-7。血清学试验具有高度的特异性,广泛应用于微生物的鉴定、传染病及寄生虫病的诊断和监测。按抗原抗体反应性质不同,血清学试验可分为凝集试验、标记抗体试验、有补体参与的试验、中和试验以及电免疫试验、蛋白质芯片等。以下主要介绍凝集试验。

表 6-7　细菌性感染的血清学诊断

血清学试验	疾病(举例)
直接凝集试验	伤寒、副伤寒(肥达试验)、斑疹伤寒(外斐试验)、钩端螺旋体病(显微镜凝集试验)、布鲁菌病等
乳胶凝集试验	脑膜炎奈瑟菌、流感嗜血杆菌引起的脑膜炎
沉淀试验	梅毒(VDRL、RPR)、白喉(Elek)
间接免疫荧光技术	各类微生物感染
补体结合试验	Q 热
中和试验	风疹热(抗 O 试验)
ELISA	各类微生物感染

细菌等颗粒性抗原与相应的抗体混合时,在一定浓度的电解质条件下,可出现肉眼可见的凝集现象,称为凝集试验。用于鉴定细菌的诊断血清有以下几种:①多价诊断血清,即混合诊断血清。该血清含有两种(或定型)以上细菌的相应抗体。一般用于细菌定群或初步分型。②单价诊断血清仅含一种(或型)细菌的相应抗体,可用于细菌的定种(或定型)。③因子诊断血清细菌含有多种抗原成分,而且不同菌群细菌之间可有共同的抗原成分。因此,通过凝集试验,将抗血清中的共同抗体除掉,仅含一种特异性抗体的诊断血清称为因子血清,可用于细菌分型。

玻片法凝集试验是在细菌血清鉴定中最常使用的方法。此法是一种定性试验,方法简便快速。玻片法凝集试验有时会出现非特异性的凝集。试管法凝集试验则是鉴定细菌更为准确可靠的定量试验,常用于脑膜炎奈瑟菌、霍乱弧菌、布鲁菌、沙门菌的鉴定。试管法凝集试验也可用于血清学诊断。

二、凝集试验

(一)玻片法凝集试验——致病性肠杆菌的鉴定

1.材料

(1)菌种:猪霍乱沙门菌。

(2)诊断血清:沙门菌 A～E 多价血清。

(3)定群的 6 个 O 群因子血清(A 群-O2、B 群-O4、C1 群-O7、C2 群-O8、D 群-O9、E 群-O3)。

(4)定型的 H 因子血清。

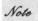

（5）0.9％氯化钠溶液、载玻片等。

2.方法

（1）取一块洁净载玻片，用记号笔画出 2 个直径 1～1.5 cm 的圆圈。

（2）取一接种环的 1∶5 或 1∶10 诊断血清置于载玻片左侧圈内，在右侧圈内放一接种环的 0.9％氯化钠溶液作为对照。如天气炎热，环境温度高，则应适当多取血清及 0.9％氯化钠溶液，以防试剂短时间内干涸，影响结果的观察。

（3）用接种环取待鉴定的新鲜细菌少许，分别研磨乳化于诊断血清及 0.9％氯化钠溶液中，使之均匀混合。旋转摇动载玻片数次，1～3 min 后观察结果。

（4）按上述操作方法，依次分别做 A～E 多价血清定属，特异性 O 因子血清定群，H 因子血清定型（或定种）。

3.结果 观察对照侧和试验侧是否均匀混浊，是否出现凝集并判断是阴性、阳性或自凝，记录结果并分析。

4.注意事项

（1）临床标本的检测，常常还需要加做 1 个阳性对照试验。

（2）观察结果时，先观察阴性对照及阳性对照，两个对照结果均符合试验设计时，再观察试验孔。

（二）试管法凝集试验——肥达试验

肥达试验是用已知的伤寒沙门菌鞭毛抗原（H）及菌体抗原（O）、甲型副伤寒沙门菌鞭毛抗原（A）、肖氏沙门菌鞭毛抗原（B）与患者血清做定量凝集试验，测定受检血清中有无相应抗体及其效价，根据抗体的含量和增长情况辅助诊断肠热症。诊断标准：O 凝集效价≥1∶80，H 凝集效价≥1∶160，协助诊断伤寒。A/B 凝集效价≥1∶80，协助诊断副伤寒。

【知识拓展 6-1】 肥达试验发明的背景故事

1.材料

（1）伤寒沙门菌鞭毛抗原（H）、伤寒沙门菌菌体抗原（O）、甲型副伤寒沙门菌鞭毛抗原（A）、肖氏沙门菌鞭毛抗原（B）。

（2）患者血清、生理盐水。

2.方法

（1）于试管架上放 4 排小试管，每排 8 支。

（2）稀释待检患者血清：取 1 支中试管，加生理盐水 3.8 mL 和患者血清 0.2 mL，充分混匀，此时血清稀释度为 1∶20。吸此血清 2 mL 分别加入每排的第 1 支试管中，每管 0.5 mL。此时中试管内剩余稀释血清 2 mL，再加入生理盐水 2 mL，使其稀释度为 1∶40。再加入每排的第 2 支试管中，每管 0.5 mL。以此类推，将中试管内剩余血清依次做倍比稀释，并依次将稀释血清加至每排第 3 至第 7 支试管中，则每排各试管的血清稀释度为 1∶20、1∶40、1∶80、1∶160、1∶320、1∶640、1∶1280。每排第 8 支试管不加血清，只加 0.5 mL 生理盐水作为对照。

（3）加入菌液：由第 8 支试管开始向前加入诊断菌液。

第一排各试管中加入伤寒沙门菌（H）菌液 0.5 mL。

第二排各试管中加入伤寒沙门菌（O）菌液 0.5 mL。

第三排各试管中加入甲型副伤寒沙门菌（A）菌液 0.5 mL。

第四排各试管中加入肖氏沙门菌（B）菌液 0.5 mL。此时各试管的血清稀释度又各增加一倍，依次为 1∶40、1∶80、1∶160、1∶320、1∶640、1∶1280、1∶2560，每支试管总量 1.0 mL。

（4）振荡混匀，置于 37 ℃恒温箱中培养 18～24 h，取出观察并记录结果。观察结果时，先不要摇动试管，观察试管内上清液和管底细菌凝集的特点，然后轻摇试管使凝集物从管底升起，按液体的清浊、凝集块的大小记录凝集程度。另外观察结果时，要先看阴性对照管，阴性对照管不凝集时,方可观察试验管,否则可能由细菌液自凝引起,需更换诊断菌液重新检测。

3. 结果

(1)判定标准:凝集程度以"＋～＋＋＋＋"表示。

＋＋＋＋:上层液澄清,细菌全部凝集沉淀于管底。

＋＋＋:上层液基本透明,细菌大部分(75％)凝集沉淀于管底。

＋＋:上层液半透明,管底有明显(50％)凝集物。

＋:上层液混浊,管底仅有少量凝集物。

－:不凝集,液体呈乳状与对照管相同。

(2)效价判定:能使定量抗原呈"＋＋"凝集的血清最高稀释度为该血清的凝集效价。

(3)观察凝集情况并判定结果,填入表 6-8 中。

表 6-8　肥达试验结果

管号 (稀释度) 诊断 菌液	1 1∶40	2 1∶80	3 1∶160	4 1∶320	5 1∶640	6 1∶1280	7 1∶2560	8 对照	凝聚 效价
H									
O									
A									
B									

(4)分析讨论该结果的临床意义。

(三)SPA 协同凝集试验

由于 SPA 能与 IgG 的 Fc 片段非特异性结合,同时不影响 Fab 片段的活性,所以当带有 SPA 的金黄色葡萄球菌与抗体混合时,再加入适量的相应抗原,结果会使出现的凝集反应更易于观察。它对颗粒性抗原和可溶性抗原抗体反应都有协同凝集作用。此方法简便、快速、便于推广应用。

1. 材料与试剂

(1)SPA 阳性株:No.1800 株(国内分离株)比 Cowan 株(国际标准株)更为优越,在加热过程中,不易出现自身凝集,更适用于协同凝集试验。

(2)SPA 阴性株:Wood 46 株。

(3)试验菌种:炭疽芽胞杆菌、枯草芽胞杆菌及蜡样芽胞杆菌。

(4)炭疽免疫血清。

2. 方法

(1)将 No.1800 株接种在琼脂斜面培养基上,置于 37 ℃恒温箱中培养 20～24 h。

(2)以少量生理盐水洗菌体,4000 r/min 离心 20 min。

(3)将沉淀的菌体用 0.01 mol/L pH 7.4 PBS 洗 3 次,然后用含 0.5％福尔马林的 0.01mol/L pH 7.4 PBS 制成 10％(V/V)悬液,于室温下静置 3 h。

(4)将悬液于 56 ℃水浴中 30 min,离心,用 PBS 洗 2 次。最后用含 0.1％NaN₃ 的 PBS 制成 10％悬液,即为 SPA 菌稳定液,于 4 ℃冰箱备用。

(5)将 SPA 悬液 1 mL(如从冰箱拿出,可再用 PBS 洗一次),加灭活的炭疽阳性血清 0.1 mL,37 ℃作用 30 min。4000 r/min 离心 20 min,去上层清液,沉淀用 PBS 洗 2 次,最后用含 0.1％ NaN₃ 的 PBS 制成 10％悬液,共 10 mL。此即为 SPA 菌的凝集用试剂。

(6)取干净载玻片,用接种环取 1 滴已标记的 SPA 凝集用试剂,然后从琼脂斜面上取少量待试验细菌,充分混合,2 min内记录结果。

(7)对照组的设置:①SPA阴性菌标记免疫血清对照;②SPA阳性菌标记正常血清对照;③SPA稳定液与炭疽芽胞杆菌凝集对照;④抗炭疽血清与炭疽芽胞杆菌凝集对照;⑤其他芽胞杆菌凝集试验对照。

3.结果

观察各组结果并填写于表6-9中。凝集强度以"＋～＋＋＋＋"表示。

＋＋＋＋:菌体凝集成大颗粒,液体透明。

＋＋＋:菌体凝集成较大颗粒,液体透明。

＋＋:菌体凝集成较小颗粒,液体轻度透明。

＋:菌体部分凝集成细小颗粒,液体混浊。

－:无凝集现象,或2 min以上才能出现细小颗粒者。

表 6-9　SPA 协同凝集试验结果

组　　别	凝集强度
待试验细菌	
SPA 阴性菌标记免疫血清对照	
SPA 阳性菌标记正常血清对照	
SPA 稳定液与炭疽芽胞杆菌凝集对照	
抗炭疽血清与炭疽芽胞杆菌凝集对照	
其他芽胞杆菌凝集试验对照	

三、抗原抗体沉淀反应

抗原抗体沉淀反应指可溶性抗原(主要为蛋白质类物质)与相应抗体结合后形成肉眼可见的沉淀物的现象。沉淀反应一般在抗原、抗体分子可自由扩散且彼此接触的固体状琼脂凝胶中进行,抗原、抗体在二者比例合适时结合并形成较稳定的白色沉淀线。沉淀反应一般分为单向免疫扩散试验、双向免疫扩散试验、免疫电泳和免疫比浊:免疫扩散试验和免疫电泳均可在琼脂凝胶中形成肉眼可见的沉淀线(或沉淀环),一般用于对免疫球蛋白、补体等的检测。免疫比浊是在一定量的已知抗体中分别加入递增量的抗原,经一段时间反应后用浊度仪测量抗原抗体沉淀物的浊度,由于浊度与抗原浓度成正比,故可根据浊度推算出样品中的抗原含量。

(一)免疫扩散试验

单向免疫扩散试验是指在含有特异性抗体的琼脂板中打孔,并在孔中加入定量的抗原,当抗原向周围扩散后与琼脂中抗体相结合,即形成白色沉淀环,其直径或面积与抗原浓度成正比。

双向免疫扩散试验是指可溶性抗原与相应抗体在琼脂介质中相互扩散,彼此相遇后形成一定类型的特异性沉淀线。沉淀线的特征与位置不仅取决于抗原、抗体的特异性及相互间比例,而且与其分子大小及扩散速度相关。当抗原、抗体存在多个系统时,可呈现多条沉淀线乃至交叉反应。依据沉淀线的形态、条数、清晰度及位置可了解抗原或抗体的若干性质,如浓度、特异性等。

1.材料

(1)待测人血清。

(2)人 IgG 标准液(30 g/L)。

(3)羊抗人 IgG 诊断血清、生理盐水、琼脂粉等。

2.方法

(1)按照琼脂:抗体＝4:1的比例将抗体与琼脂糖溶液均匀混合,倾注成平板,完全凝固后用打孔器在琼脂凝胶板上打孔,孔径约 3 mm,孔距 12~15 mm。

(2)用微量加样器吸取 10 μL 待测血清,加入相应的试验孔中,做好标记。

(3)将人 IgG 标准液用生理盐水分别稀释,稀释倍数为 1∶1,1∶2,1∶4,1∶8,用微量加样器吸取 10 μL,加入相应的试验孔中,做好标记。

(4)将加完样的琼脂凝胶板放置在湿盒内,置于 37 ℃ 恒温箱中孵育 24~48 h 后观察结果。

3. 结果

(1)精确测量各标准液试验孔沉淀环的直径,填写表 6-10。以沉淀环直径为横坐标,相应孔中 IgG 含量为纵坐标,绘制标准曲线(图 6-1)。

(2)测量待测血清试验孔沉淀环的直径,计算 IgG 含量(mg/mL)。

表 6-10 测量沉淀环直径结果

标准液浓度/(mg/mL)	30	15	7.5	3.75
沉淀环直径/cm				

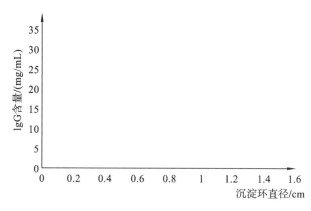

图 6-1 标准曲线

4. 注意事项

(1)制胶板应干燥、洁净,放置水平。浇注时动作匀速。

(2)打孔时避免水平移动。

(3)加样避免产生气泡或加到孔外,加样要准确。

(4)抗体和琼脂糖溶液混合时,温度应控制在 56 ℃。

(二)荚膜肿胀试验

荚膜肿胀是特异性抗血清与相应细菌的荚膜多糖抗原特异性结合形成复合物时,细菌荚膜显著增大出现肿胀(或凝集)的现象。荚膜肿胀试验常用于肺炎链球菌、流感嗜血杆菌等的检测及血清学分型。

1. 材料

(1)肺炎链球菌菌株。

(2)抗血清。

(3)亚甲蓝染液、75%乙醇、0.01mol/L PBS 或 1%福尔马林等。

2. 方法

(1)制备菌悬液:在试管中加入 0.5 mL 无菌 0.01mol/L PBS 或 1%福尔马林,用接种环取纯培养菌落于溶液中,充分混匀,使细菌浓度约为 0.5 单位麦氏浓度。

(2)用 75%乙醇将载玻片擦拭干净,干燥后标记,备用。

(3)在载玻片上加 10 μL 菌悬液,并加等量的抗血清,混匀。阴性对照加等量的 PBS。

(4)在载玻片干净处加 7 μL 亚甲蓝染液,用盖玻片一端混匀亚甲蓝染液和菌悬液,盖上盖玻片,放置 5 min。

(5)油镜下观察荚膜肿胀情况。

①阳性:蓝色细菌体外周围可见厚薄不均、边际清晰的荚膜未着色环状物,有折光性,呈圆形,菌株聚集,静止。

②阴性:未产生无色环状物,清晰,细菌分离,活动。

3. 结果 观察荚膜情况,细菌形状、状态等并记录。

第三节　分子生物学鉴定

一、沙门菌核酸鉴定(荧光定量 PCR 技术)

细菌核酸鉴定方法包括核酸扩增技术、核酸杂交、生物芯片及基因测序等。常见的核酸扩增技术聚合酶链反应(PCR),主要用于耐甲氧西林、结核分枝杆菌、致病性大肠埃希菌、沙门菌、空肠弯曲菌等致病菌的检测。

1. 材料

(1)沙门菌 PCR-荧光探针法检测试剂盒。

(2)移液器(0.5～10 μL,10～100 μL,100～1000 μL)、冰盒。

(3)荧光定量 PCR 仪、涡旋混匀器。

2. 方法

(1)将待测样品于 37 ℃下培养 8～18 h。

(2)剪下所需测试数的已含有反应液的 PCR 管,于室温下解冻,离心 30 s 后揭开封口膜,使用穿刺加样法穿过固封层向每管反应液中分别加入 5 μL 模板,顺序为阴性对照、待测样品模板、阳性对照。盖好配套的 PCR 管盖后,涡旋混匀 30 s,离心 1 min,立即进行 PCR 扩增反应。

(3)扩增反应(扩增及产物分析区):使用荧光定量 PCR 仪,荧光基团选择 FAM,淬灭基团选择 TAMRA。按下列条件设置扩增反应:95 ℃,5 min,1 个循环;95 ℃,15 s、60 ℃,30 s、40 个循环。基线调整取 3～15 个循环的荧光信号,阈值应超过阴性对照扩增曲线的最高点。

3. 结果判定 记录每个样品的反应管内的荧光信号到达设定的域值时所经历的循环数(Ct),报告样品阳性或者阴性,并判断是否含有沙门菌。

4. 注意事项

(1)本试剂检测灵敏度高。为了防止污染,实验要分区域操作。

(2)实验过程中穿戴工作服和乳胶手套,不同区域独立使用工具,需更换手套和实验服。

(3)严格按照操作步骤操作,试剂配制和加样等步骤请严格按照说明书要求在冰盒上操作。

(4)反应液中的成分对光敏感,应避光保存。试剂使用前要完全解冻,但应避免反复冻融,推荐使用前离心 30 s。

(5)反应结束后,扩增管请置于密封袋内丢弃,当日清理,开盖易造成气溶胶污染,禁止开盖。

(6)不同批号试剂请勿混合使用,在有效期内使用。

(7)检出限为 10^3 CFU/ mL,以 1 mL 10^3 CFU/ mL 增菌液离心后收集菌体再提取的细菌基因组 DNA 作为模板。

二、利用 16S rRNA 基因序列鉴定细菌

16S rRNA 基因长约 1.5 kb,结构特殊并保守,但具有"种"间多态区,所以分析其序列可确定各种细菌的进化距离和相互关系,并鉴定细菌。而且,16S rRNA 基因在细菌中普遍存在,适用于

所有细菌的分析。

1. 材料

(1)细菌培养物。

(2)TE 缓冲液、20 mg/ mL 蛋白酶 K、RNase A(10 mg/ mL)、5 mol/L NaCl、CTAB-NaCl 溶液、酚-氯仿-异戊醇(25：24：1)混合液、异丙醇、70％乙醇、丙酮、10％SDS。

(3)通用引物、PCR 缓冲液、25 mmol/L MgCl$_2$、10 mmol/L dNTP、TaqDNA 聚合酶等。

2. 方法

1)基因组 DNA 提取

(1)取 1.5 mL 新鲜细菌培养物,离心收集菌体。

(2)去上层清液,加入 567 μL 的 TE 缓冲液,振荡重悬细菌。

(3)加入 30 μL 10％ SDS 和 15 μL 20 mg/ mL 蛋白酶 K(革兰阳性菌需先加入 20 μL 10mg/ mL溶菌酶,37 ℃反应 15 min 后再加入蛋白酶 K),混匀,于 37 ℃温育 1 h,其间多次颠倒混匀。

(4)加入 100 μL 5 mol/L NaCl 和 80 μL CTAB-NaCl 溶液(5g CTAB 溶于 100 mL 0.5 mol/L NaCl 溶液中,需要加热到 65 ℃使之溶解后室温保存),混匀,65 ℃温育 10 min。

(5)酚-氯仿-异戊醇(25：24：1)混合液抽提,异丙醇沉淀 DNA。

(6)70％乙醇洗涤沉淀 1 次后,将 DNA 溶于 50 μL TE 缓冲液,加入 1 μL RNase A(10 mg/ mL),4 ℃保存备用。

(7)取新鲜细菌悬液,加入等体积丙酮,置于沸水浴中煮沸 10 min。然后 12000 r/min 离心 2 min,其上层清液即为细菌 DNA 溶液,可以用作 PCR 扩增的模板。

2)PCR 扩增

(1)按照表 6-11 添加试剂,配制 PCR 反应体系。

表 6-11　PCR 反应体系

试　　剂	用　　量/μL
DNA 模板	1
双蒸水	38.5
10×PCR 缓冲液(＋KCl)	5
25 mmol/L MgCl$_2$	2
10 mmol/L dNTP	1
20 mol/L 27F 引物	1
20 mol/L 1492R 引物	1
5 U/μL TaqDNA 聚合酶	0.5
Total	50

(2)设置 PCR 应用程序:94 ℃ 5 min 预变性,然后按 94 ℃ 5 min 变性、55 ℃ 45s 退火、72 ℃ 90s 延伸 30 个循环,再设置 72 ℃ 7 min 延伸结束后产物 4 ℃保存。

3)电泳检测、测序

(1)1 g 琼脂糖加 1×TAE 100 mL,加热溶解,倾倒适量于制胶板上,每 10 mL 加 1 μL EB 溶液,混匀后插入梳子。冷却后拔出梳子。

(2)电泳槽中加 1×TAE 缓冲液,放入琼脂糖凝胶(浸没于缓冲液中)。加样(4 μL PCR 产物, 6 μL DNA maker G),安装电极,打开开关,开始电泳。待前端溴酚蓝指示剂接近前沿约 1 cm 时停止电泳。

(3)将 PCR 管中剩余产物交由生物技术公司测序,测序引物用 27F 和 1492R。

4）序列同源性比对

（1）取 16S rRNA 基因测序图中间 1380 bp 片段序列进行同源性分析。将细菌 16S rRNA 基因序列导入美国 NCBI 网站（http://www.ncbi.nlm.nih.gov）的 Blast 在线软件，选择 Nucleotide Collection(nr/nt)数据库，运行 Blast 程序，获取与该 16SrRNA 基因序列同源的序列和对应的细菌名称。

（2）将序列导入 ClustalX(1.86)软件，在菜单中选择 Alignment—Do Complete Alignment，即得细菌的 16S rRNA 基因序列同源性比对图。

（3）用 Mega6 软件中邻接法(Neighbor-Joining)构建系统发育树，整理后确定待测菌株属名。

3. 结果处理　整理样品菌株的 16S rRNA 基因测序结果，判断种属并详细记录。

4. 注意事项

（1）用 16S rRNA 基因序列鉴定细菌简便、快速、准确，但只适用于细菌的纯培养。

（2）构建系统发育树常用 NJ 法、ML 法、ME 法等，多种方法应得到类似结果（拓扑结构一致）。

第四节　细菌毒素检测

一、细菌内毒素检测

革兰阴性细菌及极少部分革兰阳性细菌具有内毒素，其为细菌细胞壁中的组成成分脂多糖，是由脂质和多糖构成的物质。细菌内毒素具有致病作用，并在菌体死亡裂解后释放，其有多种生物学效应。内毒素检测方法包括鲎试验和动物实验（家兔发热法）。内毒素检测的动物实验由于操作烦琐，干扰因素多，结果的准确性难以保证，故现在基本已不再使用。现普遍采用的是鲎试验，其可检出微量内毒素（0.1～1 ng/mL）。

鲎是一种海洋节肢动物，血液中含有一种变形细胞，此细胞的裂解物可与微量内毒素发生凝胶反应，即细胞裂解物中的凝固酶原被内毒素所激活变成凝固酶，凝固酶作用于此细胞裂解物中的可凝固蛋白质使其变成凝胶。

鲎试剂是从鲎的蓝色血液中提取变形细胞裂解物，经低温冷冻干燥而成的生物试剂，对革兰阴性菌产生的内毒素具有高度特异性，革兰阴性菌内毒素以外的物质以及革兰阳性菌、病毒的毒素在本实验中均为阴性，专用于细菌内毒素检测和真菌 1,3-β-D-葡聚糖检测。鲎试剂可分为凝胶法鲎试剂、动态浊度法鲎试剂、终点浊度法鲎试剂、动态显色法鲎试剂和终点显色法鲎试剂。凝胶法鲎试剂通过与内毒素产生凝集反应的原理来定性检测或半定量内毒素。动态浊度法鲎试剂、终点浊度法鲎试剂、动态显色法鲎试剂和终点显色法鲎试剂则都是定量检测内毒素的。

鲎试验可以准确、快速地检测人体内部组织是否因细菌感染而致病，但它是非特异的，即不能确定是何种细菌产生的内毒素。

【知识拓展 6-2】　鲎试剂用于诊断内毒素之缘由

1. 材料

（1）鲎试剂（即鲎变形细胞裂解物，为储存于安瓿内的冻干制品）。

（2）待检样品。

（3）内毒素标准品（大肠埃希菌内毒素含量 100ng/mL）、检查用水。

（4）1 mL 无菌吸管、37 ℃ 水浴箱等。

2. 方法

（1）标准品稀释：开启后加入检查用水 1.2 mL，于旋涡混合器上混合 5 min，内毒素的效价单位为 EU，最终得到浓度为 10 EU/mL 的内毒素溶液，标记为（E_{10}），其余各梯度稀释方法见图 6-2。

知识拓展
6-2

内毒素溶液

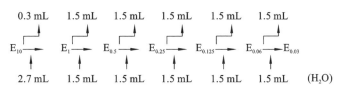

图 6-2 标准品稀释方法

（2）取鲎试剂 8 支，折断安瓿瓶颈，其中 2 支作为待检样品检查管，2 支作为阴性对照管，2 支作为阳性对照管，2 支作为待检样品阳性对照管，做好标记。

（3）阴性对照管加入 0.2 mL 检查用水，其余各管加入 0.1 mL 检查用水，每支待测样品检查管另加入 0.1 mL 待测样品；阳性对照管加入 0.1 mL 浓度为 2λ（即 0.1 mL 的 $E_{0.125}$）内毒素溶液，待测样品阳性对照管加入 0.1 mL 含 2λ（即 0.1 μL 的 E_1）内毒素的供试品。

（4）封闭管口，轻轻摇匀，垂直放入 37 ℃的水浴箱中 60 min，然后取出观察结果，在孵育期间避免任何振摇。

3. 结果 将试管从水浴箱中轻轻取出，避免振摇，缓慢倒转 180°，观察管内是否形成凝胶，不变形，不滑落，报告阴性或阳性并记录于表 6-12 中。分析结果。

表 6-12 鲎试验结果

样 品 编 号	报告结果（＋/－）
1（阳性对照）	
2（阳性对照）	
3（阴性对照）	
4（阴性对照）	
5（待测样品阳性对照）	
6（待测样品阳性对照）	
7（待测样品）	
8（待测样品）	

4. 注意事项

（1）阴性对照管必须为阴性，阳性对照管、待测样品阳性对照管必须为阳性，否则实验结果无效。

（2）若阴性对照管为阳性，表明鲎试剂或检查用水受到污染。

（3）若阳性对照管为阴性，表明鲎试剂或标准内毒素已失效，或鲎试剂的灵敏度及标准内毒素的效价标示不准，或实验条件不满足。

（4）若待测样品阳性对照管为阴性，表明反应体系内有抑制反应的干扰因素存在。

二、细菌外毒素检测

细菌外毒素可通过体内毒力试验和体外毒力试验检测。体内毒力试验是利用细菌外毒素对机体的毒性作用可被相应抗毒素中和来检测外毒素的方法。若先给动物注射抗毒素，然后注射外毒素，则动物不产生中毒症状，可依此来鉴定细菌是否产生与抗毒素相对应的外毒素。体外毒力试验则是在体外以已知外（类）毒素特异性免疫血清（抗毒素）与被检外毒素（抗原）进行抗原抗体反应，来检测外毒素的方法，以鉴定细菌是否产生该毒素。还可以用 ELISA 检测细菌外毒素，如葡萄球菌肠毒素、肠产毒素型大肠埃希菌 LT 和 ST 等的测定。

Elek 平板毒力试验为检测白喉棒状杆菌外毒素的体外毒力试验。该实验利用毒素和抗毒素在琼脂内扩散相遇,当其比例合适可形成肉眼可见的特异性沉淀线。

【知识拓展6-3】 细菌鉴定自动化及质谱技术

 思考题

1. 试述 IMViC 试验的内容及原理。

2. 为什么产气荚膜梭菌能形成汹涌发酵现象?

3. 简述细菌血清学检测原理。

4. 试述肥达试验结果及其意义分析的注意事项。

5. 16S rRNA 基因序列测定鉴定细菌的实验步骤包括哪些?

→ 实验结果示例

实验结果示例

（谭宇蓉）

第七章　化脓性球菌

学习目标

▲**素质目标**

强化学生对化脓性球菌的认识;培养辩证思维、科学精神与团队合作精神。

▲**能力目标**

具备常见化脓性球菌的菌落形态、染色性及培养特性的观察能力;具备常见化脓性球菌的分离培养以及致病性检测能力。

▲**知识目标**

(1)掌握化脓性感染常见致病菌及分类。

(2)掌握化脓性球菌的形态、染色性及培养特征。

(3)熟悉化脓性球菌的病原学检测原理、方法及临床意义。

病原性球菌又称为化脓性球菌,是一类能够感染人体并主要引起皮肤、皮下软组织和深部组织化脓性炎症的球菌总称,主要包括革兰阳性的葡萄球菌、链球菌、肺炎链球菌,以及革兰阴性的脑膜炎奈瑟菌、淋病奈瑟菌。掌握化脓性球菌的鉴定程序和主要方法有助于明确细菌感染的种类,指导化脓性球菌感染患者的临床用药,避免滥用抗生素。

第一节　常见化脓性球菌的分离培养与形态观察

根据化脓性球菌的形态学特征、染色性、培养特性进行初步鉴别,对临床诊断和用药具有重要参考意义。

一、常见化脓性球菌的分离培养

1.材料

(1)模拟脓液标本:葡萄球菌和链球菌混合肉汤培养物。

(2)培养基:血琼脂平板、普通肉汤琼脂平板。

2.方法

(1)分区划线:吸取 10 μL 肉汤培养物滴加至血琼脂平板上,用接种环蘸取菌液,在固体平板上做分区划线。将接种细菌的琼脂平板于 37 ℃培养箱中培养 18～24 h。次日取出并观察结果:观察血琼脂平板上是否分离出单个菌落,注意比较菌落的大小、颜色及溶血环等性状。用接种环挑取 1 个可疑致病菌落,分别进行革兰染色镜检与纯培养。

(2)革兰染色:①用接种环挑取部分可疑菌落涂片,进行革兰染色;②显微镜油镜观察细菌形

Note

态、结构以及染色性等,对可疑菌落做好标记,并编号,待下一步用于纯培养。

(3)纯培养:①取普通肉汤琼脂斜面和血琼脂斜面,在试管上做好菌落编号标记;②用接种环挑取已编号的可疑菌落,划线接种至相应编号试管内的斜面上,镜检为堆积排列的革兰阳性菌可接种于普通肉汤琼脂斜面,其余可疑菌落接种于血琼脂斜面;③将已接种的琼脂斜面置于 37 ℃培养箱中培养 24~48h,纯化培养的细菌将用于后续生化反应鉴定。

二、常见化脓性球菌染色性及形态特征观察

1. 材料 葡萄球菌(金黄色葡萄球菌、表皮葡萄球菌、腐生葡萄球菌)、链球菌(甲型溶血性链球菌、乙型溶血性链球菌)、肺炎链球菌、奈瑟菌(脑膜炎奈瑟菌、淋病奈瑟菌)的革兰染色示教片。

2. 结果 将球菌示教片置于显微镜油镜下观察,观察细菌的染色性、形态及排列特点。

(1)葡萄球菌(金黄色葡萄球菌、表皮葡萄球菌、腐生葡萄球菌)均为革兰_____球菌。

(2)链球菌为革兰阳性球菌,形态呈_____,链状排列,长短不一,其链的长度因菌种和培养基的不同有明显差异。肺炎链球菌为革兰阳性菌,菌体呈_____,多_____排列,菌体周围有_____。

(3)脑膜炎奈瑟菌和淋病奈瑟菌均为革兰_____球菌,菌体呈_____,排列较不规则。

三、常见化脓性球菌的菌落特征及培养特性

1. 材料 金黄色葡萄球菌、表皮葡萄球菌、甲型溶血性链球菌和乙型溶血性链球菌的血琼脂平板培养物、脑膜炎奈瑟菌及淋病奈瑟菌的巧克力(色)琼脂平板培养物。

2. 结果 从菌落的大小、形状、颜色、表面光滑度、边缘情况(完整、齿状、花边状或不规则)、湿度、透明度、凸起情况、溶血性等方面观察。

(1)葡萄球菌属:金黄色葡萄球菌的菌落呈金黄色,圆形凸起,表面光滑、湿润,边缘整齐,不透明,直径一般为 1~2 mm。部分菌落周围可见明显的完全透明 β 溶血环。表皮葡萄球菌的菌落与金黄色葡萄球菌的菌落相似,菌落呈白色或柠檬色,且不发生溶血。

(2)链球菌属:菌落呈灰白色、圆形凸起、表面光滑、边缘整齐、针尖样大小(0.5~0.75 mm)。根据其有无溶血环以及溶血环特征,可分为甲型溶血性链球菌(菌落周围有宽 1~2 mm 的草绿色溶血环,故也称为草绿色链球菌)、乙型溶血性链球菌(菌落周围有宽 2~4 mm 的完全透明的无色溶血环)、丙型链球菌(不产生溶血素,菌落周围无溶血环)。

(3)奈瑟菌属:脑膜炎奈瑟菌在巧克力(色)琼脂平板上呈无色、透明、圆形凸起、边缘整齐光滑、露滴状的小菌落。淋病奈瑟菌的菌落呈灰白色、圆形凸起、表面光滑、直径 0.5~1.0 mm。

第二节　葡萄球菌属

葡萄球菌属种类很多,大部分是非致病菌。对人类具有致病性的主要是金黄色葡萄球菌,可引起毛囊炎、气管炎、败血症等。金黄色葡萄球菌能产生金黄色色素,血平板上生长的菌落周围可见透明溶血环;多数菌株能分解葡萄糖产酸、不产气,致病性菌株能分解甘露醇产酸。掌握葡萄球菌的生化反应,有助于脓液标本的鉴定。

一、触酶试验(过氧化氢酶试验)

触酶又称过氧化氢酶,多数葡萄球菌能产生过氧化氢酶,进而将过氧化氢分解为水和氧气,产生气泡。但链球菌不能产生过氧化氢酶,故常用触酶试验区分葡萄球菌和链球菌。

1. 材料

(1)待检细菌:普通营养琼脂平板培养 18～24 h 的金黄色葡萄球菌、表皮葡萄球菌、肺炎链球菌、甲型溶血性链球菌。

(2)其他:3% H_2O_2 溶液、洁净玻片、接种环、酒精灯、记号笔等。

2. 方法

(1)取一块洁净玻片,用接种环挑取可疑菌落的细菌至玻片中央。

(2)玻片中央滴加 1～2 滴新鲜配制的 3% H_2O_2 溶液,立即观察结果。

3. 结果判定 若立即出现大量气泡,则为触酶试验阳性;无气泡则为触酶试验阴性。

(1)葡萄球菌触酶试验:阳/阴 性;链球菌触酶试验:阳/阴 性。

(2)此实验不宜使用血琼脂平板上的菌落,原因是 _____

_____。

二、血浆凝固酶试验

血浆凝固酶是能够使含有枸橼酸钠或肝素抗凝剂的人或兔血浆凝固的酶类物质。致病性葡萄球菌如金黄色葡萄球菌,可产生血浆凝固酶,分为以下两种:①游离凝固酶分泌至菌体外,被激活后使可溶的纤维蛋白原变成不溶的纤维蛋白,从而使血浆凝固。游离凝固酶需使用试管法检测。②结合凝固酶结合于菌体表面并不释放,实质是细菌表面存在纤维蛋白原受体。血浆中的纤维蛋白原与细菌表面的纤维蛋白原受体结合而使细菌凝集。结合凝固酶可用玻片法测定。血浆凝固酶试验是鉴定葡萄球菌有无致病性的重要实验。

1. 材料

(1)待检细菌:普通营养琼脂平板培养 18～24 h 的金黄色葡萄球菌、表皮葡萄球菌等。

(2)其他:兔血浆(含肝素抗凝剂)、洁净试管和试管架、玻片、无菌肉汤等。

2. 方法

1)试管法

(1)取 3 支洁净试管,分别加入 0.5 mL 新鲜兔血浆(用生理盐水 1∶4 稀释)。

(2)按表 7-1 分组,遵循无菌操作原则,使用接种环挑取可疑菌落至血浆中。

(3)试管置于 37 ℃恒温箱中孵育约 5 h,每隔 30 min 观察一次结果。

表 7-1 葡萄球菌血浆凝固酶试验(试管法)

试 管	血浆(1∶4)	细 菌	观 察 现 象
1	0.5 mL	阳性对照	
2	0.5 mL	金黄色葡萄球菌	
3	0.5 mL	表皮葡萄球菌	

2)玻片法

(1)取一张干净的玻片,用蜡笔将玻片划分为左、右两区,分别加一滴生理盐水。

(2)按照无菌操作原则,用接种环从待检细菌平板中挑取可疑菌落置于生理盐水中研磨混匀制成菌悬液。

(3)左侧加入兔血浆一滴,右侧加入生理盐水一滴(作为对照不加血浆),与菌液混匀。

3. 结果

(1)试管法:如试管底部有凝块出现,或整管呈胶冻状凝集,则为血浆凝固酶试验阳性,否则为血浆凝固酶试验阴性。请以实验结果完成表 7-1 的填写。

(2)玻片法:加血浆数分钟后,观察玻片两侧变化,是否出现颗粒状凝块,或呈均匀混浊不出现凝块。

①将结果填入表 7-2 中。

表 7-2　玻片法血浆凝固酶试验结果

待　检　菌	左　　侧	右　　侧	结　果　判　定
金黄色葡萄球菌			
表皮葡萄球菌			

②如玻片左右两侧都出现凝块,可能原因为_____。

三、耐热核酸酶试验

甲苯胺蓝是一种变色染料,水溶液最大吸收波长为 625 nm,当多聚阴离子存在时,最大吸收波长为 540 nm。耐热核酸酶(heat-stable nuclease)能将 DNA 长链水解成仅由几个单核苷酸组成的短链。水解后的 DNA 短链可以与甲苯胺蓝结合,使蓝色的甲苯胺蓝核酸琼脂变为粉红色。金黄色葡萄球菌产生的核酸酶可耐高温,非致病性葡萄球菌产生的 DNA 酶不耐高温,容易被破坏。因此,耐热核酸酶也可作为鉴定致病性葡萄球菌的指标。

1. 材料

(1)待检标本:表皮葡萄球菌和金黄色葡萄球菌营养肉汤 18～24 h 培养物。

(2)其他:甲苯胺蓝核酸琼脂培养基、器材打孔器、酒精灯、记号笔等。

2. 方法

(1)取融化成液体的 3 mL 甲苯胺蓝核酸琼脂均匀涂在玻片上,待琼脂凝固后打 3 个孔径2～5 mm 的小孔,分别用记号笔标记序号。

(2)取无菌肉汤培养基、表皮葡萄球菌和金黄色葡萄球菌肉汤培养物上清液,沸水浴处理3 min。

(3)分别取 0.1 mL 沸水浴处理后的上清液加入甲苯胺蓝核酸琼脂孔中。

(4)将玻片置于 37 ℃培养箱中孵育 3 h,观察结果。

3. 结果　将结果填入表 7-3 中。

表 7-3　耐热核酸酶试验结果

孔　　别	孔周均粉红色圈	结　果　判　定
无菌肉汤		
表皮葡萄球菌		
金黄色葡萄球菌		

4. 注意事项

(1)甲苯胺蓝琼脂上的打孔距离不能太近,以免影响结果。

(2)注意培养物上清液沸水浴处理后的温度,避免融化琼脂小孔。

四、甘露醇发酵试验

多数致病性葡萄球菌能发酵甘露醇产酸,使培养基由紫色变为黄色。

1. 材料

(1)待检细菌:普通琼脂平板培养 18～24 h 的金黄色葡萄球菌和表皮葡萄球菌。

(2)其他:甘露醇发酵管(含溴甲酚紫)、玻璃试管、接种环、记号笔等。

2. 方法

(1)取 2 支甘露醇发酵管,分别做标记。

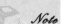

(2)用接种环分别挑取金黄色葡萄球菌、表皮葡萄球菌菌落,接种于相应标记的甘露醇发酵管,置于 37 ℃恒温箱中培养 18～24h 后观察结果。

3.结果与判定 金黄色葡萄球菌甘露醇发酵管呈＿＿＿＿色,实验＿＿＿＿性。表皮葡萄球菌管呈＿＿＿＿色,实验＿＿＿＿性。

4.注意事项 以上操作过程中均需遵守无菌原则。

【知识拓展 7-1】 葡萄球菌的发现

知识拓展
7-1

第三节 链球菌属

链球菌属细菌是一类常见的化脓性球菌,为链状或成双排列的革兰阳性球菌,广泛分布于自然界、人及动物粪便和健康人鼻咽部,多数为正常菌群,不致病。对人类致病的链球菌主要是 A 群链球菌和肺炎链球菌,常导致淋巴管炎、扁桃体炎、猩红热以及大叶性肺炎、支气管炎等。链球菌的形态、染色、培养特点等均相似,微生物学检查时应注意区分鉴别。掌握链球菌的鉴别方法有助于辅助临床诊疗。

知识拓展
7-2

【知识拓展 7-2】 链球菌的发现

一、杆菌肽敏感试验

A 群溶血性链球菌几乎全部对杆菌肽敏感,而其他链球菌对杆菌肽通常耐药。利用本实验可鉴别 A 群溶血性链球菌与其他链球菌。

1.材料

(1)待检细菌:乙型溶血性链球菌、甲型溶血性链球菌肉汤纯培养物。

(2)其他:杆菌肽纸片(0.04 U/片)、涂布棒、血琼脂平板、无菌吸管、刻度尺等。

2.方法

(1)取 2 块血琼脂平板,分别做好记号。

(2)用吸管分别吸取约 0.1 mL 待检细菌肉汤纯培养物,加入相应标记的血琼脂平板上,用涂布棒密集均匀地涂开。

(3)取杆菌肽纸片分别贴于 2 块已接种细菌的血琼脂平板中央区域。

(4)将血琼脂平板置于 37 ℃恒温箱中孵育 18 ～24 h 后观察结果,并测量抑菌环的直径。

3.结果 请将实验结果记录于表 7-4 中。

表 7-4 杆菌肽敏感试验结果

待 检 细 菌	抑 菌 环 直 径	结 果 判 定
乙型溶血性链球菌		阳/阴性
甲型溶血性链球菌		阳/阴性

4.注意事项

(1)平板涂布后于室温下干燥再贴纸片,避免纸片吸收水分而影响实验结果。

(2)纸片要一次性贴好,不可再拿起。否则可能会形成多个抑菌环,从而影响结果判定。

二、奥普托欣敏感试验

奥普托欣(Optochin)(乙基氢化羟基奎宁)能干扰肺炎链球菌叶酸的合成从而抑制该菌生长,

故肺炎链球菌对其敏感。而其他链球菌对其具有耐药性。

1. 材料

(1)待检细菌：甲型溶血性链球菌、肺炎链球菌肉汤纯培养物。

(2)其他：Optochin 纸片、血琼脂平板、涂布棒、记号笔、刻度尺等。

2. 方法

(1)取 2 块血琼脂平板，分别做好标记。

(2)用刻度吸管分别吸取约 0.1 mL 待检细菌的肉汤纯培养物，加入相应标记的血琼脂平板上，用涂布棒密集均匀地涂开。

(3)取 Optochin 纸片分别贴于 2 块已接种细菌的血琼脂平板中央区域。

(4)将血琼脂平板置于 37 ℃恒温箱中孵育 18～24 h 后观察结果，并测量抑菌环。

3. 结果　请将实验结果记录于表 7-5 中。

表 7-5　奥普托欣(Optochin)敏感试验结果

待 检 细 菌	抑菌环直径	结 果 判 定
肺炎链球菌		阳/阴性
甲型溶血性链球菌		阳/阴性

4. 注意事项　同杆菌肽敏感试验。

三、胆汁溶菌试验

肺炎链球菌能产生自溶酶，可破坏细菌的细胞壁，导致细菌自溶。胆汁或胆盐可降低细胞膜表面的张力，使细胞膜破损或菌体裂解，因此胆汁可加速肺炎链球菌的自溶过程，促使其发生自溶。将胆盐直接滴加到菌落上会使细菌"消失"，加到细菌悬浊液中会使其变澄清。因此，肺炎链球菌胆汁溶菌试验呈阳性，其他链球菌呈阴性。胆汁溶菌试验是鉴别肺炎链球菌与甲型溶血性链球菌的重要试验。

1. 材料

(1)待检细菌：肺炎链球菌、甲型溶血性链球菌血琼脂平板培养物。

(2)其他：10％脱氧胆酸钠溶液或牛胆汁、无菌生理盐水、洁净试管和试管架、恒温箱、接种环、刻度吸管、酒精灯等。

2. 方法

1)直接菌落法

(1)取 10％脱氧胆酸钠溶液 1 滴，直接加入含有待检细菌的血琼脂平板上。

(2)置于 37 ℃恒温箱，孵育 15 min 后观察菌落情况。

2)试管法

(1)取洁净试管 2 支，分别加入 5 mL 无菌生理盐水，接种环分别挑取待检细菌的菌落至生理盐水中混匀，制成浓菌悬浊液。

(2)再取洁净试管 4 支，1、3 号管各滴加 1.8 mL 肺炎链球菌悬浊液，2、4 号管各滴加 1.8 mL 甲型溶血性链球菌悬浊液。

(3)1、2 号管滴加 0.2 mL 10 ％脱氧胆酸钠溶液，3、4 号管滴加 0.2 mL 无菌生理盐水作为阴性对照。

(4)置于 37 ℃恒温箱中孵育 5～15 min 后观察结果。

3. 结果

(1)直接菌落法："菌落消失"判断为阳性，即菌变平坦，颜色变浅；菌落仍存在则为阴性。

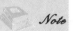

(2)试管法:滴加 10 %脱氧胆酸钠溶液的培养物变澄清,而阴性对照管仍为混浊为阳性;2 支试管都呈混浊,则为阴性。

四、菊糖发酵试验

肺炎链球菌能发酵菊糖产酸,培养基 pH 降低,使溴甲酚紫由紫色变为黄色。甲型溶血性链球菌不能发酵菊糖,培养基呈紫色。本实验也可用于鉴别肺炎链球菌与甲型溶血性链球菌。

1. 材料

(1)待检细菌:血琼脂平板上培养 18～24 h 的肺炎链球菌、甲型溶血性链球菌。

(2)其他:菊糖发酵管(含溴甲酚紫指示剂)、接种环、酒精灯、记号笔等。

2. 方法

(1)取 2 支菊糖发酵管,分别标记。

(2)接种环分别挑取待检血琼脂平板上的单个菌落,分别接种到相应标记的菊糖发酵管中。

(3)置于 37 ℃恒温箱中孵育 18～24 h 后观察结果。

3. 结果　请将实验结果记录于表 7-6 中。

表 7-6　菊糖发酵试验结果

待 检 菌	实 验 现 象	结 果 判 定
肺炎链球菌		阳/阴性
甲型溶血性链球菌		阳/阴性

五、抗链球菌溶血素 O 试验(ASO test)

链球菌溶血素 O(streptolysin "O",SLO)是甲型链球菌的代谢产物之一,是具有酶活性的蛋白质,能溶解红细胞。SLO 具有很强的抗原性,机体受 A 群链球菌感染后可产生抗 SLO 抗体(简称抗"O"抗体,ASO),链球菌反复或持续感染后,ASO 效价可逐渐升高。通过测定血清中 ASO 水平,可辅助诊断风湿热、急性肾小球肾炎等疾病。当 ASO 滴度较高时,部分 ASO 被溶血素中和后,多余的 ASO 与胶乳试剂反应,有清晰均匀的颗粒状凝集出现。该实验称为抗链球菌溶血素 O 试验(antistreptolysin O test),简称抗 O 试验。

1. 材料

(1)标本:待检血清、阳性对照血清、阴性对照血清。

(2)试剂:ASO 胶乳试剂(灵敏度 200IU/ mL)、生理盐水等。

2. 方法

(1)将反应板孔编号 1～4,其中 2、3、4 号孔各滴加 50 μL 生理盐水。

(2)在 1 号孔内滴加待检血清 100 μL;从 1 号孔吸出 50 μL 血清加入 2 号孔,混匀;从 2 号孔吸出 50 μL 血清稀释液加入 3 号孔并混匀;从 3 号孔吸出 50 μL 血清稀释液加至 4 号孔并混匀,从 4 号孔吸出 50 μL 液体弃去。

(3)同时另设 2 个阳性对照孔和 2 个阴性对照孔,分别滴加阳性对照血清和阴性对照血清各 50 μL。

(4)每孔各滴加 ASO 胶乳试剂 50 μL,轻轻摇动混匀,2 min 后观察结果。

3. 结果　以血清最大稀释倍数不出现溶血者为该血清的 ASO 效价,实验结果判断如下(表 7-7):

表7-7　ASO效价结果判定

结　果	1	2	3	4	阳性对照	阴性对照
200 U	+	−	−	−	+	−
400 U	+	+	−	−	+	−
800 U	+	+	+	−	+	−
1600 U	+	+	+	+	+	−

正常人血清 ASO 效价低于 200 U,抗 O 试验呈阴性反应;ASO 效价超过 400U 为抗 O 试验阳性,提示有活动性风湿热或 A 群链球菌感染。抗体滴度的动态升高具有诊断参考价值。

4. 注意事项

(1)加入 ASO 胶乳试剂后,轻轻摇动到指定时间,立刻记录结果,放置一段时间后出现的凝集不具有参考价值。阳性对照血清应在指定时间内出现清晰凝集。

(2)胶乳试剂不可冰冻,置于 4 ℃冰箱冷藏,用前需摇匀。

第四节　奈瑟菌属

奈瑟菌属是一类革兰阴性双球菌,无鞭毛与芽胞,有菌毛,专性需氧且能产生氧化酶和触酶。人类是奈瑟菌属细菌的自然宿主,对人致病的奈瑟菌为脑膜炎奈瑟菌和淋病奈瑟菌,可分别导致流行性脑脊髓膜炎(简称流脑)以及淋病,其余均为位于鼻、咽喉和口腔黏膜的正常菌群。掌握奈瑟菌的检测试验有助于辅助临床诊疗。本节介绍常用奈瑟菌生化反应鉴定法。

1. 材料

(1)待检细菌:淋病奈瑟菌、脑膜炎奈瑟菌的纯培养物。

(2)其他:糖发酵管(含葡萄糖、麦芽糖、蔗糖)、3% H_2O_2 溶液、氧化酶试剂(10 g/L 盐酸二甲苯对苯二胺试剂)等。

2. 方法

(1)糖发酵试验:将待检细菌分别接种于葡萄糖发酵管、麦芽糖发酵管、乳糖发酵管,置于37 ℃ CO_2 培养箱内培养 18~24 h 观察培养基颜色变化。

(2)触酶试验:接种环分别挑取待检细菌置于干净的载玻片,加入 1~2 滴 3% H_2O_2 溶液,立即观察结果。

(3)氧化酶试验:用干净的白色滤纸分别蘸取待检菌落,各滴加一滴氧化酶试剂,观察结果。

3. 结果

(1)糖发酵试验:培养基由紫色变为黄色为阳性,仍为紫色为阴性。淋病奈瑟菌、脑膜炎奈瑟菌葡萄糖发酵试验均为_____性,乳糖发酵试验均为_____性;淋病奈瑟菌麦芽糖发酵试验结果为_____性,脑膜炎奈瑟菌麦芽糖发酵试验结果为_____性。

(2)触酶试验:若产生大量气泡,为触酶试验阳性;反之为触酶试验阴性。淋病奈瑟菌、脑膜炎奈瑟菌均为_____性。

(3)氧化酶试验:滤纸上出现粉红色,并逐渐加深为阳性结果。2 min 内不变色则为阴性结果。淋病奈瑟菌、脑膜炎奈瑟菌氧化酶试验均为_____性。

【**知识拓展 7-3**】　脑膜炎奈瑟菌

思考题

1. 化脓性球菌主要包括哪些？常引起哪些疾病？其毒力因子分别有哪些？
2. 简述常见化脓性球菌的菌落在血琼脂平板上的特征及区别。
3. 简述葡萄球菌凝固酶与葡萄球菌致病性的关系。
4. 简述肺炎链球菌的主要生物学特性及临床意义。

实验结果示例

实验结果示例

（陈婉南）

第八章 分枝杆菌

学习目标

▲**素质目标**

培养生物安全意识;培养实事求是、严肃认真、高度负责的科学态度;培养良好的职业素质和崇高的职业道德。

▲**能力目标**

培养观察分枝杆菌形态的能力;掌握结核分枝杆菌的培养及鉴定。

▲**知识目标**

(1)掌握分枝杆菌结构与染色特点,抗酸染色的原理、操作方法和影响因素。

(2)熟悉结核分枝杆菌的培养方法和血清学检测方法。

(3)了解结核分枝杆菌的生化反应特性。

分枝杆菌属是一类细长略弯曲的杆菌,因繁殖时有分枝生长现象而得名。本属细菌细胞壁富含脂质,此特点与细菌的染色性、生长特性、致病性等密切相关。一般不易着色,若加温或延长染色时间而着色后,则能抵抗盐酸乙醇的脱色,故又称为抗酸杆菌。引起人类疾病的分枝杆菌主要包括结核分枝杆菌和麻风分枝杆菌。此外,非结核分枝杆菌偶可引起结核样病变、皮肤丘疹、溃疡、淋巴结炎等。

第一节 分枝杆菌属的形态染色与培养

一、分枝杆菌抗酸染色及形态观察

1.材料

(1)菌种:耻垢分枝杆菌、金黄色葡萄球菌。

(2)示教片:结核分枝杆菌抗酸染色示教片、麻风分枝杆菌病理组织切片抗酸染色示教片。

(2)试剂:20%丙酮溶液、3%盐酸乙醇、石炭酸复红染液、碱性亚甲蓝染液、生理盐水等。

2.方法

1)热染法

(1)取洁净无油的载玻片1块,用移液器分别吸取50 μL生理盐水滴于载玻片两端。用灼烧灭菌的接种环分别刮取耻垢分枝杆菌和金黄色葡萄球菌,与载玻片两端的生理盐水混匀成均匀薄层后,加热干燥固定。

(2)将滤纸片覆盖在涂膜上,滴加石炭酸复红染液,使其完全浸没滤纸片。用试管夹夹住载玻片,在酒精灯外焰上缓慢加热,至有蒸汽冒出时移出外焰,切勿使其沸腾或干涸。待蒸汽消失后再次加温,注意及时添加染液。染色持续约 5 min,待室温下自然冷却后去掉滤纸片,细水流冲洗,甩干。

(3)滴加 3% 盐酸乙醇脱色约 30 s,至涂抹面无红色染液流下为止,细水流冲洗,甩干。

(4)滴加碱性亚甲蓝染液复染 1 min,细水流冲洗。待载玻片自然干燥或用吸水纸吸干后镜检。

2)冷染法

(1)取洁净无油的载玻片 1 块,用移液器分别吸取 50 μL 生理盐水滴于载玻片两端。用灼烧灭菌的接种环分别刮取耻垢分枝杆菌和金黄色葡萄球菌,与载玻片两端的生理盐水混匀成均匀薄层后,加热干燥固定。

(2)滴加丙酮溶液于涂膜上脱脂 3～5 min,细水流冲洗,甩干。

(3)滴加石炭酸复红染液于涂膜上 3～5 min,细水流冲洗,甩干。

(4)滴加 3% 盐酸乙醇脱色 30s,至涂膜面无红色染液流下为止,细水流冲洗,甩干。

(5)滴加碱性亚甲蓝染液复染 1 min,细水流冲洗。待载玻片自然干燥或用吸水纸吸干后镜检。

3. 结果

(1)在油镜下观察标本,耻垢分枝杆菌被染成 __红□/蓝□__ 色,菌体特征为 _____
_____。金黄色葡萄球菌被染成蓝色。

(2)观察结核分枝杆菌抗酸染色示教片、麻风分枝杆菌病理组织切片抗酸染色示教片,比较结核分枝杆菌、麻风分枝杆菌和耻垢分枝杆菌的形态特征差异。

4. 注意事项

(1)涂片必须薄而均匀,尽量使耻垢分枝杆菌分散开来。

(2)用耻垢分枝杆菌代替肺结核患者痰液,可以避免感染。

二、结核分枝杆菌的培养

结核分枝杆菌营养要求高,生长缓慢,在改良罗氏培养基中 37 ℃培养 4～6 周才出现肉眼可见菌落。Middlebrook 培养基等结核分枝杆菌快速培养是目前常用的结核分枝杆菌培养系统,该系统能进行多种标本的结核分枝杆菌培养,必要时立即加做药物敏感试验。但该方法存在许多不足之处,其敏感性不高,不能排除潜伏性结核分枝杆菌感染影响。

根据《人间传染的病原微生物目录》(2023 版)的修订说明,结核分枝杆菌属于第三类病原微生物,其活菌操作需要在 BSL-3 实验室中开展。鉴于大部分的学校和科研机构仅有 BSL-2 实验室,故本实验拟用结核分枝杆菌标准减毒株 $H_{37}Ra$ 开展培养操作。

1. 材料

(1)菌种:结核分枝杆菌标准减毒株 $H_{37}Ra$。

(2)试剂:Middlebrook 7H9 Broth、Middlebrook 7H10 Agar、Tween-80、OADC 增菌液等。

2. 方法

1)液体培养法

(1)培养基制备:称取 Middlebrook 7H9 Broth 粉末 0.47 g 于 90 mL 蒸馏水或去离子水中,每 90 mL 添加 0.2 mL 甘油或 0.05 g Tween-80,121 ℃高温蒸气灭菌 15 min,冷却至低于 45 ℃时,每 90 mL 培养基中添加 10 mL OADC 增菌液,备用。

(2)细菌接种:以无菌接种环挑取结核分枝杆菌少许,接种至 Middlebrook 7H9 液体培养基试管中,在试管内壁与液面交界处轻轻研磨,使细菌尽量分散于液体培养基中,盖回试管塞,使试管直立。

(3)细菌培养:将试管置于 37 ℃恒温培养箱中培养约 1 周后,观察结果。

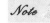

2)固体培养法

(1)培养基制备:称取 Middlebrook 7H10 Agar 粉末 1.9 g 于 90 mL 蒸馏水或去离子水中,每 90 mL 添加 0.5 mL 甘油,121 ℃高温灭菌 15 min,冷却至 50~55 ℃时,每 90 mL 培养基中添加 10 mL OADC 增菌液,将培养基倒入培养皿,待其凝固后备用。

(2)细菌接种:以无菌接种环取菌液一环,利用平板分区划线接种法,将细菌接种至 Middlebrook 7H10 固体培养基培养皿。

(3)细菌培养:将培养皿倒置后,置于 37 ℃恒温培养箱,静置培养 4~6 周后,观察结果。

3. 结果 在不含 Tween-80 的液体培养基中,结核分枝杆菌呈现絮状或颗粒状沉淀生长;添加 Tween-80 后,菌体在液体培养基中分散生长。在固体培养基上,呈粗糙、凸起、致密生长,有表面皱褶,呈颗粒、结节或菜花样,不透明。

4. 注意事项

(1)结核分枝杆菌属于第三类病原微生物,其活菌操作需要在 BSL-3 实验室中开展。

(2)虽然使用结核分枝杆菌标准减毒株 $H_{37}Ra$,但操作时仍需注意生物安全问题。

知识拓展

8-1

【知识拓展 8-1】 肺结核诊断中常用的分子检测方法

第二节　分枝杆菌的生化反应特性

结核分枝杆菌生化反应不活跃,不发酵糖类,但能产生过氧化氢酶(触酶)。其与牛分枝杆菌的主要区别在于前者可以合成烟酸和还原硝酸盐,而后者不能合成烟酸且不能还原硝酸盐。耐热触酶试验对区别结核分枝杆菌与非结核分枝杆菌有重要意义。多数结核分枝杆菌触酶试验为阳性,而耐热触酶试验为阴性;多数非结核分枝杆菌则两种实验均为阳性。结核分枝杆菌烟酸试验、硝酸盐还原试验和烟酰胺酶试验均为阳性,而牛分枝杆菌则三种实验均为阴性,故可以通过上述实验进一步分辨两种细菌。

分枝杆菌触酶和耐热触酶试验

1. 材料

(1)菌种:耻垢分枝杆菌、结核分枝杆菌标准减毒株 $H_{37}Ra$ 的固体和液体培养物。

(2)试剂:3％ H_2O_2 溶液,置于棕色瓶内于 4 ℃阴暗处保存。

(3)器材:酒精灯、接种环、载玻片、滴管、记号笔、生物安全柜等。

2. 方法

1)触酶试验

(1)分别挑取固体培养基上的耻垢分枝杆菌和结核分枝杆菌,置于洁净的载玻片上,并做好标记。

(2)向细菌分别滴加 3％ H_2O_2 溶液 1~2 滴,静置。

(3)1 min 内观察载玻片上细菌产生气泡的情况。

2)耐热触酶试验

(1)分别将受试的耻垢分枝杆菌和结核分枝杆菌菌悬液置于 68 ℃水浴中处理 20 min。

(2)用滴管分别吸取待试菌于洁净的载玻片上,并做好标记。

(2)向菌液中分别滴加 3％ H_2O_2 溶液 1~2 滴,静置。

(3)1 min 内观察载玻片上细菌产生气泡情况。

3. 结果 能产生大量气泡的结果判断为阳性,不产生气泡的则结果判断为阴性。

(1)触酶试验:结核分枝杆菌＿＿＿阳□/阴□＿＿＿性,耻垢分枝杆菌＿＿＿阳□/阴□＿＿＿性。

(2)耐热触酶试验:结核分枝杆菌＿＿＿阳□/阴□＿＿＿性,耻垢分枝杆菌＿＿＿阳□/阴□＿＿＿性。

4.注意事项

(1)3% H_2O_2 溶液要新鲜配制。

(2)不宜用血琼脂平板上生长的菌落,因红细胞含有触酶,可致假阳性反应。

(3)取对数生长期的细菌。

第三节　结核分枝杆菌感染的血清学诊断

血清学诊断指以人体感染结核分枝杆菌后的体液免疫应答为基础,检测结核分枝杆菌的抗原或抗体。目前常用的诊断方法主要是基于酶联免疫吸附试验(ELISA)法、酶联免疫胶体金渗滤法、胶体金免疫层析法、蛋白质芯片技术等。以上几种方法无须活细胞培养和特殊仪器设备,具有操作简便、结果显示快速、成本较低等优势,曾经是我国结核病诊断的重要辅助手段。但是,由于 2011 年 WHO 对 94 项商业化结核病血清学检测试剂盒进行了系统评估,认为血清学检测试剂的敏感度(0～100%)和特异度(31%～100%)变化巨大,存在大量假阳性或假阴性结果,故不推荐使用。WHO 的上述建议直接影响了血清学诊断在临床中的应用。血清学诊断不确定性的原因复杂,可能与抗原选择及生产工艺差别有关。

目前,有多项研究提示结核分枝杆菌抗原检测对于结核病的诊断是有价值的,包括脂阿拉伯甘露聚糖(lipoarabinomannan,LAM)抗原、早期分泌抗原靶蛋白 6(early secretory antigentic target 6,ESAT-6)、培养滤液蛋白 10(culture filtrate protein 10,CFP-10)、抗原 85 复合物以及 MPT64 抗原等。国际研发的基于 LAM 抗原的侧向流动型尿液检测,在 HIV 感染人群中诊断敏感度较高,随着 $CD4^+$ T 细胞数量降低,诊断敏感度优势越发明显。WHO 根据国际多中心研究数据分别于 2015 年和 2019 年制订和修订了关于尿液 LAM 检测的建议,推荐在 HIV 感染人群中使用。

WHO 虽然在 2011 年否定了当时商业化血清学诊断试剂盒的应用,但并未限制结核分枝杆菌新型抗原和新的诊断标志物的研究,当前的临床诊断现状也迫切需要发现新型抗原和分子标志物。通过客观准确的鉴定和评价体系筛选合适的抗原或抗原组合是未来血清学检测发展的方向和关键。

【知识拓展 8-2】　结核分枝杆菌感染的免疫学检测技术及临床应用现状。

 思考题

1.简述抗酸染色的原理和基本操作步骤。

2.简述结核分枝杆菌的主要生物学性状。

3.简述结核菌素试验的原理、方法和结果分析。

4.如何鉴别结核分枝杆菌和非结核分枝杆菌?

 实验结果示例

实验结果示例

知识拓展
8-2

思考题答案

(冀　磊)

第九章　其他细菌

> ## 学习目标
>
> ▲素质目标
>
> 培养严谨求实的科研意识与勇于探索的科研精神;培养法治意识与责任担当。
>
> ▲能力目标
>
> 掌握霍乱弧菌、幽门螺杆菌、白喉棒状杆菌和炭疽芽胞杆菌的形态学和生化反应鉴定技能;培养团队协作能力。
>
> ▲知识目标
>
> (1)掌握霍乱弧菌的镜下形态特点、培养特性及鉴定方法。
>
> (2)掌握幽门螺杆菌的镜下形态特点,熟悉尿素酶快速鉴定方法。
>
> (3)掌握白喉棒状杆菌的镜下形态特点、染色性、培养特性及毒力试验方法。
>
> (4)熟悉炭疽芽胞杆菌的镜下形态特点、菌落特征,熟悉串珠试验的原理与方法。

第一节　霍乱弧菌

霍乱弧菌是一种革兰阴性菌,兼性厌氧,菌体短小呈弧形或逗点状,单鞭毛,运动活泼,有菌毛,部分有荚膜。霍乱弧菌对营养要求不高,在 pH 8.8~9.0 的碱性蛋白胨水或碱性琼脂平板上生长良好,可用于初次分离霍乱弧菌和增菌。

霍乱弧菌在 TCBS 培养基上生长良好,菌落呈黄色,培养基呈暗绿色。此外,霍乱弧菌能发酵葡萄糖、甘露醇及蔗糖,产酸不产气。

霍乱弧菌是人类霍乱的病原体。霍乱是一种好发于夏秋季的烈性肠道传染病,属于国家甲类传染病。掌握霍乱弧菌的病原学诊断方法,对于及时发现和确诊霍乱患者、控制传染源及消灭霍乱具有重要意义。

一、形态学观察

1.材料

(1)霍乱弧菌革兰染色示教片、霍乱弧菌蛋白胨水培养物。

(2)洁净的凹载玻片、盖玻片。

2. 方法

(1)油镜观察霍乱弧菌革兰染色示教片:注意观察菌体形态、颜色及排列方式并记录结果。

(2)悬滴法检查霍乱弧菌动力:取一张盖玻片,在其四周涂上少量凡士林。用滴管取一滴霍乱弧菌蛋白胨水培养物,滴在盖玻片上,然后将凹载玻片覆盖在盖玻片上,凹孔中央对准菌液。用显微镜进行观察,先用低倍镜观察,再改用高倍镜进行观察。

3. 结果

(1)描述霍乱弧菌在革兰染色后的菌体形态、颜色以及排列方式。它们有何特性?

(2)在使用悬滴法观察霍乱弧菌时,霍乱弧菌的运动特性有哪些?

(3)革兰染色结果与悬滴法观察结果相结合,你能得出哪些关于霍乱弧菌形态与运动特性的结论?

二、培养特性

1. 材料

(1)菌种:霍乱弧菌。

(2)培养基:TCBS琼脂平板、碱性蛋白胨水培养基。

2. 方法

(1)将霍乱弧菌接种于碱性蛋白胨水培养基中,置于37 ℃恒温箱内培养18~24 h,观察生长现象。

(2)用接种环从霍乱弧菌蛋白胨水培养物中取一环培养物,划线接种于TCBS琼脂平板,置于37 ℃恒温箱中培养18~24 h。

3. 结果

(1)描述霍乱弧菌在碱性蛋白胨水培养基中的生长现象。有无任何特殊的变化或特点?

(2)在TCBS琼脂平板上培养的霍乱弧菌有什么特别的生长特性? 例如,菌落的颜色、大小、形状等。

三、 生化反应

1. 材料

(1)菌种:霍乱弧菌蛋白胨水培养物。

(2)试剂:麦芽糖、蔗糖、甘露醇、葡萄糖、阿拉伯糖发酵管、氧化酶试剂、浓硫酸、3%H_2O_2溶液、$NaNO_3$、浓硫酸、蛋白胨水培养基等。

2. 方法

(1)糖发酵试验:将霍乱弧菌培养物分别接种在麦芽糖、蔗糖、葡萄糖、甘露醇、阿拉伯糖发酵管,置于37 ℃培养箱中孵育18~24 h,观察结果。

(2)过氧化氢酶试验:用接种环挑取霍乱弧菌菌落置于试管内,滴加3%H_2O_2溶液2 mL,观察结果,出现气泡为阳性。

(3)氧化酶试验:接种环取一环霍乱弧菌培养物后涂于滤纸条,用滴管吸取氧化酶试剂滴加于滤纸条的菌落上,使滤纸湿润,立即观察结果,出现红色(或蓝色)为阳性。

(4)霍乱红试验:将霍乱弧菌接种于含0.1% $NaNO_3$的蛋白胨水培养基中生长18~24h,在培养基中加1~2滴浓硫酸后立即观察现象,出现玫瑰红色为阳性。

3. 结果　请将实验结果填入表9-1中。

表 9-1　霍乱弧菌主要生化反应

项目内容	结果判定	备　　注
麦芽糖		
蔗糖		－:不发酵糖类;
葡萄糖		＋:发酵糖类产酸、培养基变黄色;
阿拉伯糖		⊕:发酵糖类产酸兼产气、培养基变黄,同时可见气泡;
甘露醇		±:实验结果不确定,同一种细菌的不同菌株实验结果可能有所差异
氧化酶试验		
过氧化氢酶试验		＋:实验结果阳性;
霍乱红试验		－:实验结果阴性

4. 注意事项

(1)霍乱是烈性消化道传染病,传播迅速,参与霍乱弧菌相关实验的人员在实际操作中应按照生物安全要求进行操作,特别注意消毒措施和个人防护。

(2)氧化酶试剂在空气中容易被氧化,应定期更换。本试验可分别将铜绿假单胞菌和大肠埃希菌设为阳性对照和阴性对照。

四、 血清学试验(玻片凝集试验)

1. 材料

(1)标本:可疑霍乱患者水样粪便标本。

(2)试剂:碱性蛋白胨水培养基、TCBS琼脂平板、霍乱弧菌多价免疫血清、生理盐水。

2. 方法

(1)取霍乱患者粪便标本接种于碱性蛋白胨水培养基上,置于37 ℃培养箱中培养6~8 h,接种环取一环菌液划线接种于TCBS琼脂平板,置于37 ℃培养箱中培养18~24 h。

(2)取一张洁净载玻片,在左右两边各滴加一滴生理盐水和一滴霍乱弧菌多价免疫血清。

(3)用接种环从TCBS琼脂平板上取少量黄色菌落,分别在生理盐水和多价免疫血清中混匀,2 min后观察实验结果。

3. 结果　观察可疑菌落是否在多价免疫血清中出现明显凝集颗粒,而在生理盐水中不凝集。如果是,则结果为阳性;如两侧均不出现凝集,则结果为阴性。

4. 注意事项

(1)诊断血清效价一般为1/50~1/40,需妥善保管,并在有效期内使用。

(2)TCBS平板上需挑取单菌落进行鉴定,否则容易出现假阳性结果。

第二节　幽门螺杆菌

幽门螺杆菌是一种革兰阴性菌,微需氧,在5%~ 8% O_2、10% CO_2、85% N_2的环境中生长良好。幽门螺杆菌与慢性胃炎、消化性溃疡的发生密切相关,其慢性感染与胃癌的发生和发展有关。幽门螺杆菌染色后菌体呈海鸥展翅状、S形或弧形弯曲,菌体一端带2~6根鞭毛,运动活泼。营养要求较高,培养时需加入动物血清或血液,最适pH为中性或弱碱性,最适生长温度为37 ℃。幽门螺杆菌生化反应不活泼,不分解糖类,但尿素酶丰富,可迅速分解尿素产氨;氧化酶试验、过氧化氢酶试验为阳性,是用于鉴定该菌的重要生化反应。

【知识拓展 9-1】　幽门螺杆菌的发现与诺贝尔生理学或医学奖的故事

一、形态学观察

1.材料

(1)菌种:幽门螺杆菌。

(2)培养基:哥伦比亚固体琼脂平板、布氏肉汤培养基。

(3)其他:洁净的凹载玻片、载玻片等。

2.方法

(1)用接种环取幽门螺杆菌菌落或一环培养液均匀涂片,革兰染色后用油镜观察。

(2)悬滴法检查幽门螺杆菌动力:取一张盖玻片,在其四周涂上少量凡士林。用滴管取一滴幽门螺杆菌布氏肉汤培养液,滴在盖玻片上,然后将凹载玻片覆盖在载玻片上,凹孔中央对准菌液。用显微镜进行观察,先用低倍镜观察,再改用高倍镜进行观察。

3.结果

(1)图 9-1 为幽门螺杆菌革兰染色图片,可见菌体为_____色,形态为_____,排列方式为_____。

(2)你的染色结果与图 9-1 有什么不同? 分析原因。

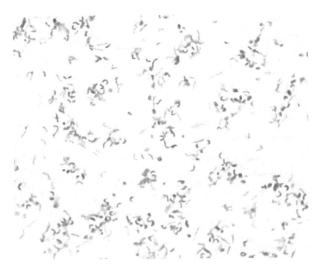

扫码看彩图

图 9-1　幽门螺杆菌革兰染色图片(100×10)

(3)悬滴法观察细菌,可见现象为_____,产生该现象的原因是_____。

二、尿素酶试验

1.材料

(1)样品:胃黏膜活检标本、哥伦比亚固体琼脂平板划线培养的幽门螺杆菌。

(2)材料:尿素酶试剂(含尿素、酚红)。

2.方法　取 1 mL 尿素酶试剂加入试管中,将幽门螺杆菌培养物或胃黏膜活检标本加入试管中,几分钟后观察颜色变化。

3.结果

(1)在尿素酶试验中,加入幽门螺杆菌培养物或胃黏膜活检标本后,观察试管中的颜色变化。

Note

（2）如何解读试管中颜色的变化？这种变化意味着什么？

（3）根据实验结果，如何判断胃黏膜活检标本或培养物中是否存在幽门螺杆菌？

4.注意事项　胃镜活检标本应尽快进行尿素酶试验，标本大小、反应时间、温度等都可能影响实验结果。

第三节　白喉棒状杆菌

白喉棒状杆菌是一种革兰阳性、菌体细长、微弯曲的杆菌。菌体一端或两端膨大呈棒状，呈 V 形、L 形或栅栏状，无鞭毛，不产生芽胞。白喉棒状杆菌是白喉的病原体。白喉是一种急性呼吸道传染病，常侵犯咽喉、气管或鼻腔，其病理学特征为患者咽喉部出现灰白色假膜。该菌还产生白喉外毒素，可引起毒血症，导致全身中毒症状而致病。

白喉棒状杆菌感染的微生物学诊断：可从疑似白喉患者鼻腔、咽喉等病变部位假膜处及其边缘处取材，进行亚甲蓝染色、革兰染色或阿伯特染色后镜检。如有革兰阳性杆菌，一端或两端膨大呈棒状，呈 V 形、L 形或栅栏状，则有异染颗粒，结合临床症状可做初步诊断。还可通过分离培养、生化反应和毒力试验等进一步鉴定。

知识拓展
9-2

【知识拓展 9-2】　白喉抗毒素与首个诺贝尔生理学或医学奖

一、形态学观察

1.材料

（1）样品：白喉棒状杆菌吕氏血清斜面培养物。

（2）染色试剂：革兰染色液、阿伯特（Albert）染色液。

（3）其他材料：载玻片、酒精灯、光学显微镜等。

2.方法

（1）革兰染色：用接种环挑取白喉棒状杆菌血清斜面培养物制备细菌涂片，革兰染色后于油镜下观察。

（2）阿伯特染色：用接种环挑取白喉棒状杆菌吕氏血清斜面培养物制备细菌涂片，滴加阿伯特染色液甲液染色 3～5 min，水洗，滴加乙液染色 1 min，水洗、吸水纸印干后于油镜下观察。

3.结果

（1）使用革兰染色液染色后，通过油镜观察，白喉棒状杆菌的染色特性和形状表现为＿＿＿＿＿＿＿
＿＿＿＿＿＿＿＿＿＿＿＿＿＿＿。菌体的排列形态包括＿＿＿＿＿＿＿＿＿＿＿＿＿＿＿等。

（2）请描述使用阿伯特染色液染色后，通过油镜观察白喉棒状杆菌时的主要观察结果和发现。

二、白喉外毒素检测——Elek 平板毒力试验

1.材料

（1）菌种：白喉棒状杆菌标准产毒株、类白喉棒状杆菌及待检棒状杆菌。

（2）培养基：吕氏血清斜面培养基、Elek 培养基。

（3）其他：白喉抗毒素（1000 U/mL）、无菌小牛血清或兔血清、无菌棉签、灭菌滤纸条（10 mm×60 mm）、镊子、培养皿等。

2.方法　Elek 培养基 15 mL，加热熔化，冷却至 50～55 ℃后加入 3 mL 无菌小牛血清或兔血清，立即轻摇混匀后倾注无菌平板中。在琼脂凝固后，用无菌镊子将浸有白喉抗毒素（1000 U/

mL)的滤纸条放于平板中央。平板置于 37 ℃恒温箱中烘干表面水分。用无菌棉签将白喉棒状杆菌标准产毒株(阳性对照)、类白喉棒状杆菌(阴性对照)及待检棒状杆菌从滤纸条边缘垂直划线接种,划线宽度为 6～7 mm。将平板置于 37 ℃恒温箱中培养 24～48 h,观察结果(图 9-2)。

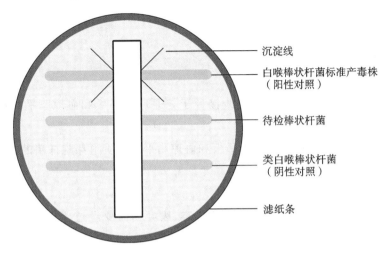

沉淀线

白喉棒状杆菌标准产毒株
（阳性对照）

待检棒状杆菌

类白喉棒状杆菌
（阴性对照）

滤纸条

图 9-2 Elek 平板毒力试验

3. 结果

(1)请描述在进行 Elek 平板毒力试验后,24～48 h 观察到的结果。阳性对照(白喉棒状杆菌标准产毒株)、阴性对照(类白喉棒状杆菌)和待检棒状杆菌在培养基上的变化分别是什么?

(2)根据观察到的结果,如何判断待检棒状杆菌是否产生了毒素?

4. 注意事项

(1)尽可能使滤纸条上的白喉抗毒素流尽后再用镊子贴于平板中央。

(2)为了达到更好的实验效果,用无菌棉签划线接种时接种线应该密集,菌量应该多一些。

第四节 炭疽芽胞杆菌

炭疽芽胞杆菌是致病菌中最大的革兰阳性粗大杆菌,两端截平、无鞭毛。新鲜标本呈单个或短链排列,经培养后形成竹节样排列的长链。芽胞为椭圆形,位于菌体中央。有毒株在血平板上或感染动物体内可形成荚膜。炭疽芽胞杆菌可以在普通培养基中培养,在有氧及无氧的条件下可以生长,但有氧条件下生长良好。

炭疽芽胞杆菌是引起动物和人类炭疽病的病原菌,在牛、羊等食草动物中的发病率最高。人类通过接触病畜的皮毛、吸入含致病性炭疽芽胞杆菌的尘埃或进食未煮熟的病畜肉类、奶或被污染的食物而发病。炭疽芽胞杆菌主要通过涂片进行形态学观察、分离培养观察菌落形态、青霉素串珠试验等进行鉴定,必要时还可通过将待检样品接种于小鼠或豚鼠进行动物实验来鉴定。

【知识拓展 9-3】 2001 年美国炭疽攻击事件

知识拓展
9-3

一、形态学观察

1. 材料

(1)菌株:炭疽芽胞杆菌(无毒株)。

(2)培养基:普通肉汤培养基。

2. 方法 取炭疽芽胞杆菌培养物接种于普通肉汤培养基中,置于 37 ℃培养箱中培养 8～12 h,用接种环取少量菌涂片,革兰染色后油镜观察细菌形态。

Note

3. 结果　描述在革兰染色后,通过显微镜观察到的炭疽芽胞杆菌的形态特征。它们有何独特的外观特性?

二、培养特性

1. 材料

(1)菌株:炭疽芽胞杆菌(无毒株)。

(2)培养基:普通琼脂平板、血琼脂平板。

2. 方法　用接种环将炭疽芽胞杆菌划线接种于普通琼脂平板和血琼脂平板中,于 37 ℃倒置培养,24 h 后观察菌落特征。

3. 结果　请描述在 24 h 后,普通琼脂平板和血琼脂平板中炭疽芽胞杆菌的菌落特征。

4. 注意事项

(1)实验中需进行严格无菌操作。

(2)炭疽芽胞杆菌的有毒株标本,使用后的标本、废弃物需要经过严格消毒灭菌处理,避免感染和污染环境。

三、青霉素串珠试验

1. 材料

(1)菌株:炭疽芽胞杆菌(无毒株)4～6 h 肉汤培养物。

(2)含 0.05～0.1 U/mL 青霉素的琼脂培养基薄膜玻片。

(3)接种环、盖玻片、普通光学显微镜等。

2. 方法

(1)琼脂培养基薄膜玻片制备:琼脂培养基加热熔化后加入 0.05～0.1 U/mL 青霉素,趁热滴加于灭菌的载玻片上做成薄层,将其放入灭菌平板中。

(2)炭疽芽胞杆菌接种于肉汤培养基 37 ℃培养 4 h 后,用接种环取菌滴加于琼脂薄片,置于 37 ℃培养 1～3 h,取出加盖玻片后迅速用显微镜进行观察。同时用不含青霉素的琼脂薄片作为对照。

3. 结果　利用显微镜进行观察,并比较炭疽芽胞杆菌在含有青霉素的琼脂培养基薄膜玻片上与不含青霉素的琼脂培养基薄膜玻片上有何不同?

4. 注意事项

(1)如果菌体为椭圆形或小圆形,可继续培养 0.5～1 h 再进行镜检。

(2)培养时间过长会导致细菌菌体破裂而导致串珠现象消失。

 思考题

1. 疑似霍乱患者的标本采集方法是什么? 应注意什么?

2. 霍乱弧菌的哪些形态、生长特性可用于病原学诊断?

3. 如何证明分离出的白喉棒状杆菌具有毒力?

4. 简述尿素酶试验快速鉴定幽门螺杆菌的原理及意义。

5. 简述炭疽芽胞杆菌串珠试验的原理。

6. 简述炭疽芽胞杆菌可作为生物武器的原因。

思考题答案

实验结果示例

实验结果示例

（温彦丞）

第十章 支原体、衣原体和立克次体

扫码看PPT

学习目标

▲素质目标

培养家国情怀和民族自豪感、责任意识与规则意识、辩证思维与创新意识、科学精神、团队合作精神。

▲能力目标

掌握各实验项目的实验技能;具备细胞培养能力,支原体、衣原体、立克次体培养能力,实验室诊断衣原体、支原体和立克次体感染的能力。

▲知识目标

(1)掌握支原体的形态及菌落特征,熟悉肺炎支原体的分离培养方法,熟悉肺炎支原体的冷凝集试验。

(2)掌握衣原体的生物学性状,熟悉衣原体的分离培养与鉴定,熟悉衣原体的检测方法。

(3)熟悉立克次体的形态及染色性,掌握外斐试验的原理、方法和意义。

第一节 支 原 体

支原体是一类缺乏细胞壁,呈高度多形性,能通过细菌过滤器且能在无生命培养基中生长繁殖的最小原核细胞型微生物。支原体的繁殖方式除了二分裂方式外,还有分节、断裂、出芽等方式。支原体快速生长时,常常是胞质分裂落后于基因组的复制,故可形成多核的丝状体。由于处于不同分裂过程及分裂后支原体间可相互粘连,支原体可呈双极形态、链状、成双排列等。

培养基质量、渗透压、湿度及大气环境等均可影响支原体的形态,如人型支原体在低渗环境中呈球形,在高渗环境中呈丝状。支原体的大小介于细菌和病毒之间,且大小悬殊,球形者直径为 $100\sim800$ nm,能繁殖的最小单位为 300 nm;丝状者直径为 $100\sim400$ nm,长度为 $3\sim100$ μm,可出现分支或一端膨大。支原体能通过 450 nm 微孔滤膜,在挤压状态下可通过孔径为 220 nm 的滤膜。电镜下可见肺炎支原体、生殖支原体、鼠肺支原体、鸡毒支原体、穿透支原体、梨支原体等致病性支原体顶端有尖端结构。

一、肺炎支原体的分离培养

(一)液体培养

1. 材料

(1)标本:可取咽拭子、鼻咽抽取液、痰液、支气管肺泡灌洗液、胸膜腔液及脑脊液。因肺炎支

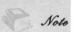

原体有黏附细胞作用,故咽拭子标本较好。

(2)培养基:临床上肺炎支原体分离培养一般采用液体培养基。肺炎支原体专用培养基中需含有葡萄糖(作为代谢底物),同时还应包括血清(作为胆固醇来源)、酵母提取物以及 pH 显色剂(如酚红)。以 PPLO 肉汤培养基为例,1000 mL 培养基包括 PPLO 基础成分 11.0 g,胰蛋白胨 10.0 g,加入 500 mL 去离子水调整 pH 至 7.4 左右后,121 ℃高压蒸汽灭菌 15 min。随后在生物安全柜中加入 500 mL 添加物:过滤除菌后的 L-谷氨酰胺 5.0 mg、TC 酵母粉 2.0 g、葡萄糖 5.0 g、酵母提取物 60 mL、0.1%酚红溶液 20 mL,以及 CMRL1066 添加剂 50 mL、灭活胎牛血清 170 mL和去离子水 200 mL。

2.方法　将咽拭子标本或液体标本直接按照比例洗涮于液体培养基中,摇匀后置于 37 ℃、含 5%CO_2 的环境中培养,直至液体培养基发生颜色变化。

3.结果　葡萄糖分解使培养基的 pH 发生改变,根据培养基的颜色变化来判断有无支原体生长。培养 1~5 周,若培养基由红色变为黄色,且菌液透明,不混浊,表明肺炎支原体培养成功(图 10-1)。

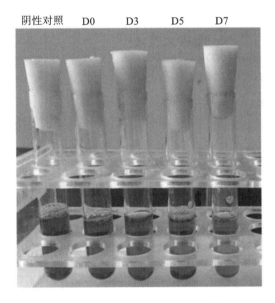

图 10-1　肺炎支原体在 PPLO 液体培养基中生长

(二)固体培养

1.材料

(1)标本:上述标本系列稀释或含有活性的肺炎支原体的液体培养基。

(2)培养基:在上述液体培养基中加入 15 g 琼脂,高压蒸汽灭菌,待液体培养基冷却到 50~55 ℃时加入 500 mL 添加物,混匀后制备固体平板,待其凝固后即可形成固体培养基。

2.方法　倾斜转动运输液中拭子使病原体尽量由拭子挤出,无菌吸取 0.1~0.2 mL 液体均匀平铺于固体培养基上,置于 37 ℃、含 5%CO_2 和 90%N_2 的环境中孵育 3~5 天或更长时间后观察菌落。

3.结果　肺炎支原体生长缓慢,在固体培养基上孵育 2~3 天(有的需要 2 周)能形成直径为 50~200 μm 大小的菌落,因菌落小,必须在低倍显微镜下才能观察到。典型的菌落呈油煎蛋样,即圆形,核心部分较厚,颗粒状,向下长入培养基,周边为一层较薄的透明颗粒区,边缘整齐。有的整个菌落呈颗粒状。菌落较小时常为无色,陈旧后变成淡黄色或棕黄色。Dienes 染色时,菌落呈特

Note

79

异的蓝色,其他细菌不着色,容易鉴别(图10-2)。肺炎支原体初次分离时周边不明显,经数次传代后菌落才趋近典型,菌落较大,直径为 $100\sim150\ \mu m$。

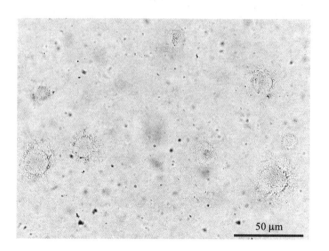

50 μm

图 10-2　肺炎支原体在固体培养基上形成油煎蛋样菌落

4. 注意事项

(1)肺炎支原体在液体培养基中培养时,液体培养基有时呈不显著的混浊或呈极浅淡的均匀混浊,观察时需与未接种管对比识别。

(2)肺炎支原体在液体培养基中生长量相对较少,增殖量不超过 10^7 颜色变化单位/mL,这除了与支原体对营养物质的要求较高有关外,还与培养基中的蛋白胨和酵母提取物可能含有抑制肺炎支原体生长的因子有关。

(3)由于肺炎支原体不耐干燥,用固体培养基培养时应保持一定的湿度。

二、冷凝集试验

由肺炎支原体感染引起的原发性非典型肺炎患者的血清中常含有较高的寒冷红细胞凝集素(简称冷凝集素),它能与患者自身红细胞或人的"O"型血红细胞于 4 ℃条件下发生凝集,在 37 ℃时呈可逆性完全散开。利用冷凝集试验可辅助诊断肺炎支原体肺炎(原发性非典型肺炎)。

冷凝集素是针对红细胞膜上抗原的抗体,属 IgM 型抗体,产生时间较早,在患者发病 2～3 周达高峰,随后很快下降,在 4 个月左右消失。在发病后第 2 周,50%～75%的肺炎支原体肺炎患者血清中冷凝集素效价达 1∶32 以上。单份血清中冷凝集素的效价>1∶64 或取双份血清标本时恢复期血清中冷凝集素的效价比发病初期升高 4 倍或 4 倍以上即有辅助诊断意义。某些患冷凝集素综合征的患者,其效价可达 1∶1000 以上。绝大多数正常人的冷凝集试验呈阴性反应。但冷凝集试验的特异性相对较低,在流感病毒、立克次体、螺旋体和腺病毒等感染,溶血性贫血,肝硬化,疟疾,腮腺炎并发睾丸炎,传染性单核细胞增多症,以及肢端动脉痉挛等时亦可呈阳性反应,但滴度均较低。

1. 方法

(1)于 1～9 号试管内每管加入生理盐水 0.5 mL,10 号试管内加入红细胞悬液做对照。

(2)向 1 号试管内加入 0.5 mL 被检血清,混匀后取 0.5 mL 加入 2 号试管,依此做倍比稀释至9 号试管,混匀,弃去 0.5 mL。

(3)于 1～9 号试管内每管加入 0.5%～1.0%的红细胞悬液,置于 4 ℃冰箱 2h 或过夜。

2. 结果　如图 10-3 所示。结果判断同间接血细胞凝集试验。

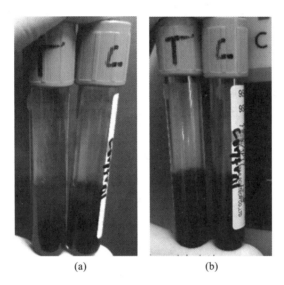

(a)　　　　　　　　　(b)

图 10-3　肺炎支原体肺炎患者血清和红细胞发生冷凝集反应

(a)肺炎支原体肺炎患者血清和红细胞在(T 管)4 ℃孵育后发生冷凝集反应,而正常人血清(C 管)未发生冷凝集反应;

(b)置于 37 ℃后反应管中 T 管冷凝集现象消失

3. 注意事项

(1)应空腹采集静脉血,不需抗凝。

(2)采血后如不能立即送检,应将血样保持与体温相近的温度,不必灭活,也不要置于冰箱等寒冷环境中。

第二节　衣　原　体

衣原体是一种能通过细菌过滤器、严格在真核细胞内寄生、具有独特发育周期的原核细胞型微生物。

衣原体在生长发育过程中可以观察到两种基本形态:小而致密的原体为球形或近球形的颗粒结构,直径为 $0.2 \sim 0.4~\mu m$,对宿主细胞具有高度的感染性,但无繁殖能力;网状体为直径 $0.5 \sim 1.0~\mu m$ 的球形或近球形颗粒结构,有繁殖能力,但无感染性。此外,在宿主细胞内形成的由细胞膜包裹原体和(或)网状体的空泡状结构称为衣原体的包涵体。这些是在显微镜下观察衣原体标本时需要重点观察的结构。除了衣原体基本形态的变化外,衣原体包涵体也会随着衣原体的发育进程而出现形态和大小的变化。随着衣原体的成熟,衣原体包涵体逐渐增大,包涵体内所含有成熟子代原体的数量越多。

【知识拓展 10-1】　*汤飞凡和沙眼衣原体的故事*

一、衣原体的分离培养

衣原体自身无法产生代谢所需的能量,必须依靠宿主细胞的代谢产物所提供的能量才能生存。通常用于衣原体分离培养的方法包括动物接种法、鸡胚培养法和细胞培养法,细胞培养法是目前实验室中分离培养衣原体比较便捷、快速的方法。

知识拓展
10-1

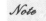

Note

1. 材料

(1)标本:泌尿生殖道拭子或宫颈刮片。

(2)细胞和培养基:HeLa 细胞、DMEM 培养液、磷酸盐缓冲液(PBS)等。

(3)衣原体感染辅助试剂:二乙胺乙基葡聚糖(DEAE-dextran)溶液、放线菌酮等。

2. 方法

(1)临床标本的处理:将获取的泌尿生殖道拭子保存于蔗糖-磷酸盐-谷氨酸(SPG)或二磷酸蔗糖(2SP)保存液中。以剧烈振荡或超声破碎方式破坏细胞释放出衣原体。直接接种或分装后于 $-70\ ℃$ 低温冻存备用。

(2)预备用于感染的单层细胞:预备一块无菌的 24 孔细胞培养板,提前在各孔中加入无菌处理的圆形盖玻片,每孔加入 1 mL 含 $(1.5 \sim 2.5) \times 10^5$ 个细胞的细胞悬液,静置于 37 ℃、CO_2(5%)培养箱中培养 18~24 h,待形成 80%左右融合度的单层细胞,备用。

(3)标本接种:将临床标本以含 10 μg/ mL 庆大霉素的 DMEM 培养液进行适当的稀释,置于 4 ℃ 冰箱中备用,同时着手处理单层细胞。小心吸弃单层细胞的培养液,以 PBS 洗涤 3~5 次后,每孔加入含终浓度为 30 μg/ mL 的 DEAE-dextran 溶液,在 37 ℃ 放置 10~15 min,处理细胞;吸弃 DEAE-dextran 溶液,每孔加入稀释的 0.5 mL 临床标本,在 37 ℃ 条件下以 1500 r/min 离心 1 h;取出离心后的细胞培养板,置于 CO_2 培养箱中培养 1~2 h,吸弃上清液,补充含 10 μg/ mL 庆大霉素、1 μg/ mL 放线菌酮,以及 10%胎牛血清的 DMEM 培养液 1 mL,重新置于 CO_2 培养箱中继续培养 48 h,以待观察。

3. 结果　吸弃感染上清液,每孔加入 200 μL SPG 保存液。以细胞刮收集细胞样品,并剧烈振荡或以超声破碎方式处理细胞,再取适当样品以 RT-PCR 技术进行鉴定,或取出 24 孔细胞培养板,根据衣原体包涵体的检测方法(详见下文)鉴定细胞样品中是否形成衣原体包涵体,将结果记录于表 10-1 中。

表 10-1　衣原体感染细胞样品的检测结果

项　　目	RT-PCR	IFA
细胞裂解液		
阳性对照		
阴性对照		

注:阳性结果记录为"＋";阴性结果记录为"－"。

4. 注意事项

(1)细胞培养是目前衣原体实验室诊断较可靠的方法之一,但受到标本采集、运输、保存、实验室条件、操作人员技术和经验等多种因素的影响,细胞培养的敏感度为 70%~95%。若第一代培养结果为阴性,可收集第一代培养样品,以同样处理方式继续传代后观察结果。

(2)尿标本分离培养的阳性率相较泌尿生殖道拭子低很多,操作过程耗时、复杂,故尿标本通常不作为衣原体检测的临床采样标本。

二、衣原体包涵体检测

由于原体和网状体体积较小,在光学显微镜下不便于观察、鉴别。利用吉姆萨染色、碘液染色或荧光抗体染色,在普通光学显微镜下观察细胞内有无包涵体形成,具有一定的辅助诊断意义。衣原体包涵体是在显微镜下观察衣原体标本时需要重点观察的结构。

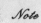

1.材料

(1)染色试剂:吉姆萨染色液、卢戈碘液、兔源性抗沙眼衣原体多克隆抗体(简称一抗)、羊抗兔绿色荧光二抗(简称二抗)、Hoechst 染料。

(2)固定剂和破膜剂:4%甲醛溶液、0.1% Triton X-100。

(3)其他:4%牛血清白蛋白封闭液(BSA)、PBS、显微镜等。

2.方法

(1)吉姆萨染色鉴定:取出 24 孔细胞培养板,吸弃细胞层上清液,加入甲醛溶液固定 10 min,吸弃固定剂,加入吉姆萨染色液,进行 30~45 min 的染色,以 PBS 洗涤后,置于油镜下进行衣原体包涵体的鉴定和观察。

(2)碘液染色鉴定:取出 24 孔细胞培养板,吸弃细胞层上清液,加入甲醛溶液固定 10 min,吸弃固定剂,加入卢戈碘液,进行 1 min 的染色,置于油镜下进行衣原体包涵体的鉴定和观察。

(3)荧光抗体染色鉴定:取出 24 孔细胞培养板,吸弃细胞层上清液,加入甲醛溶液固定 10 min 后,以破膜剂室温下处理 10~15 min,吸弃上清液,每孔加入封闭液,在室温下处理细胞 1h,每孔加入以适当比例稀释的一抗 500 μL,37 ℃孵育 1 h,PBS 洗涤数次后,每孔加入含二抗和 Hoechst 染料的溶液 500 μL,37 ℃孵育 1 h,PBS 洗涤数次后,置于荧光显微镜下进行衣原体包涵体的鉴定和观察。

3.结果　请描述显微镜下衣原体包涵体的特点,并通过绘图将结果记录于表 10-2 中。

表 10-2　衣原体包涵体的检测结果

项　　目	包涵体描述(与细胞相比,包涵体的位置、大小、颜色、形态、内容物的特点)	绘　　图
吉姆萨染色		
碘液染色		
荧光抗体染色		

三、衣原体的 RT-PCR 检测

1.材料

(1)待检样本:患者泌尿生殖道拭子。

83

（2）保存液和试剂：SPG 保存液、DNA 提取液、沙眼衣原体核酸检测试剂盒（PCR-荧光探针法）。

2. 方法

（1）取患者泌尿生殖道拭子置于 1.5 mL SPG 保存液中，充分振荡混匀。

（2）室温下 12000 r/min 离心 5 min。

（3）吸弃上清液，以 50 μL DNA 提取液重悬标本，同时各取 25 μL 阴性对照和阳性对照质控样品，分别加入 25 μL DNA 提取液，充分混匀。

（4）将临床样品管和对照管置于 100 ℃ 条件下裂解 10 min，充分混匀。

（5）分别从临床样品管、对照管中各取 1～2 μL 作为模板，加入已准备好的 PCR 反应体系（根据试剂盒提供的试剂进行操作）中，混匀，快速离心数秒后备用。

（6）将含反应体系的临床样品管和对照管置于荧光定量 PCR 仪中，按照试剂盒设定的条件进行 PCR 扩增。

（7）反应结束，导出数据，计算样品中衣原体的 DNA 含量。

3. 结果

（1）评估反应效率、灵敏度和可重复性：首先观察标准曲线是否为典型的 S 形，且复孔的 Ct 值相差不要超过 0.5 个 Ct 值（上限是 1 个 Ct 值）。标准曲线分析的稀释范围或动态范围应涵盖实验样本预期的浓度范围。

（2）分析 RT-PCR 结果的特异性：溶解曲线出现单峰说明扩增产物特异性好，出现杂峰说明特异性差，存在非特异性扩增，如引物二聚体等。

（3）阴性对照：未出现扩增结果的前提下，查看样品孔的基因表达情况。

4. 注意事项 严格进行样品采集和提取操作，避免样品交叉污染而影响实验结果。

第三节 立 克 次 体

知识拓展
10-2

立克次体是一类严格在活细胞内寄生，以节肢动物作为传播媒介的原核细胞型微生物。立克次体形态多样，多为球杆状或杆状；其大小介于细菌和病毒之间，在光学显微镜下可以观察到。立克次体革兰染色呈阴性，不易着色，常用吉姆萨染色法将其染成紫红色，且两端浓染。各类立克次体在感染细胞内的存在位置不同，据此可辅助鉴别立克次体。

【知识拓展 10-2】 立克次体与生物战剂

一、立克次体形态和染色性观察

1. 材料

(1)标本：恙虫病立克次体感染小鼠的腹腔渗出液涂片标本。

(2)吉姆萨染色液、甲醇等。

2. 方法

(1)将自然干燥后的小鼠腹腔渗出液涂片标本以甲醇溶液固定 5～10 min。

(2)用吉姆萨染色液对涂片标本染色 10 min。

(3)将涂片水洗，印干后置于油镜下观察。

3. 结果

(1)油镜下观察可见完整或破碎的细胞，找到标本中的完整细胞，观察细胞的大小、形态和染

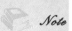

色性。

（2）观察细胞质中有无立克次体，描述立克次体在细胞中的形态、染色特性及在细胞质中的位置。

（3）总结在标本中观察立克次体的要点。

二、外斐试验

立克次体的细胞壁上有两类抗原，一类为具有种特异性的细胞壁外膜抗原，另一类为具有群特异性的细胞壁脂多糖抗原。斑疹伤寒立克次体和恙虫病立克次体的脂多糖抗原与变形杆菌某些菌株（X_{19}、X_2、X_k）的菌体 O 抗原有共同抗原成分。相较于难以制备的立克次体抗原成分，变形杆菌菌体抗原成分较容易获得，因此，利用这些易于制备的变形杆菌菌体 O 抗原（OX_{19}、OX_2、OX_k）代替立克次体抗原作为检测成分，与患者血清进行非特异性凝集试验，以检测患者血清中有无立克次体的相应抗体并确定其抗体效价，这种交叉凝集试验称为外斐试验，也称变形杆菌凝集反应，用于辅助诊断立克次体病。

1. 材料

（1）标本：待检患者血清。

（2）试剂：变形杆菌 OX_{19}、OX_2、OX_k 诊断菌液、生理盐水等。

2. 方法

（1）试管准备：取 27 支小试管，在试管架上分成 3 排，每排 9 支，从 1 到 9 依次进行编号。

（2）待测血清的倍比稀释：所有试管内分别加入 0.5 mL 生理盐水；取 0.5 mL 以 1：10 稀释的患者待检血清加入每排第 1 支试管，充分混匀后，从第 1 支试管中吸取 0.5 mL 加入对应的第 2 支试管进行倍比稀释，以此类推，一直稀释到第 8 支试管，第 8 支试管进行倍比稀释后的液体充分混匀后，吸出 0.5 mL 弃去。3 排试管均按以上方法稀释血清。此时 1～8 号试管中的血清稀释倍数分别为 1：20，1：40，1：80，1：160，1：320，1：640，1：1280，1：2560。9 号试管不加患者血清，为抗原对照管。

（3）诊断抗原的加入：按照从第 9 支试管向第 1 支试管的方向，分别于第 1 排、第 2 排和第 3 排的各排试管内加入 OX_{19}、OX_2、OX_k 3 种诊断菌液各 0.5 mL，充分混匀。最终，1～8 号试管中的血清稀释倍数分别为 1：40，1：80，1：160，1：320，1：640，1：1280，1：2560，1：5120。

（4）孵育：将试管架置于 37 ℃水浴箱孵育 16～20 h，观察结果。

3. 结果

（1）先观察 9 号管有无凝集反应出现，若抗原对照管没有出现凝集反应，再观察其他试管的凝集情况。

（2）先观察管底凝集状态，根据每支试管中液体透明度和产生凝集颗粒的量，以"＋＋＋＋""＋＋＋""＋＋""＋""－"符号分别表示每排 1～9 号试管的凝集程度。

"＋＋＋＋"表示上液澄清，细菌全部凝集，并沉于管底呈颗粒状。

"＋＋＋"表示上液轻度混浊，大部分细菌凝集，沉于管底。

"＋＋"表示上液少量混浊，约一半细菌凝集，沉于管底。

"＋"表示上液混浊，仅少部分细菌凝集，沉于管底。

"－"表示上液均匀混浊，管底无颗粒状凝集。

（3）抗体效价判定：以出现"＋＋"凝集程度的最高血清稀释度为患者血清的凝集效价。单份血清的凝集效价超过 1：160 才有诊断价值，双份血清效价增高 4 倍时，可作为立克次体新近感染的指标。

Note

4. 注意事项

（1）本实验所用抗原为 O 抗原,凝集现象为颗粒状沉淀物,轻摇不易漂起。但观察前不要晃动试管,避免影响凝集结果。

（2）本实验为非特异性反应,阳性结果需在排除近期有变形杆菌感染的前提下进行确认。同时,对于是否有新近立克次体感染,需结合流行病学和临床诊断才能做出最终诊断。变形杆菌菌株应从有资质的微生物菌种保藏中心获得,以保证结果的准确性。

（3）用变形杆菌诊断菌液和患者血清做外斐试验可辅助诊断斑疹伤寒,但不能区分普氏立克次体感染与斑疹伤寒立克次体感染。

思考题答案

 思考题

1. 支原体与 L 型细菌有何区别?

2. 对人类有致病性的支原体主要有哪些? 分别导致何种疾病?

3. 衣原体的分离培养与以往学过的细菌分离培养方法有何不同,根本原因是什么?

4. 结合相关知识,请思考对立克次体的研究能否在常规的实验室中进行? 给出相应的解释。

实验结果示例

实验结果示例

（周　洲）

第十一章 螺 旋 体

学习目标

▲素质目标

培养实验室生物安全意识和人文关怀精神,尤其在检测梅毒螺旋体标本时要注意保护患者隐私,正确处理医患关系。

▲能力目标

掌握螺旋体的病原学和免疫学检测技能,分离鉴定不同种类螺旋体的实验技能。

▲知识目标

(1)掌握检测梅毒螺旋体、钩端螺旋体的暗视野显微镜检查和镀银染色的方法,以及不同种类螺旋体的形态特点;掌握梅毒螺旋体血清学检测方法及原理。

(2)熟悉钩端螺旋体的培养方法、血清学检测原理及方法。

(3)了解检测螺旋体的吉姆萨染色法和免疫荧光染色法。

第一节　螺旋体的形态及染色性

一、螺旋体的形态观察

在临床标本中检测到形态典型的螺旋体对辅助诊断螺旋体感染性疾病具有重要价值。暗视野显微镜检查、镀银染色、吉姆萨染色和直接免疫荧光染色等可用于螺旋体的直接镜检。

对于一期和二期梅毒,检测梅毒螺旋体的适合标本为硬下疳、梅毒疹等皮损部位组织液或淋巴结穿刺液;对于先天性梅毒,可通过羊膜穿刺获得孕妇的羊水进行检查。运用暗视野显微镜检查、镀银染色和免疫荧光染色等方法对上述标本进行镜检,具有快速、方便、易操作等优点。病原学检查是诊断早期梅毒的最佳方法,对于患者的及时治疗、良好预后和尽早切断传染源具有重要意义,尤其是暗视野显微镜检查。暗视野显微镜检查已被世界卫生组织指定为性病实验室必备检测项目之一。镀银染色和暗视野显微镜检查可用于检测血液、尿液和脑脊液等标本中的钩端螺旋体,通过观察其典型形态外观和特征性的快速旋转来进行识别。采集回归热患者发热期的外周血标本,直接涂片之后进行吉姆萨染色,可观察回归热螺旋体的典型形态。

(一)暗视野显微镜检查

1.材料　暗视野显微镜、钝刀、载玻片、盖玻片、注射器、注射针头、无菌生理盐水等。

(1)皮肤黏膜:首先在载玻片上滴加一滴无菌生理盐水备用。用棉拭子蘸取无菌生理盐水轻轻擦净皮损上的污物。如皮损上有痂皮,可用钝刀轻轻除去。嘱患者用手挤压皮损周围,使组织浆液渗出,用钝刀轻轻地刮数次(避免出血),取渗液混入载玻片生理盐水中。

(2)淋巴结:消毒淋巴结表面的皮肤,用 1 mL 无菌注射器配 12 号针头,吸取无菌生理盐水 0.25~0.50 mL,穿刺淋巴结并注入(注意无菌操作),再吸入注射器内。如此反复两三次后,取少量的淋巴结内液体于载玻片上。

(3)羊水:对梅毒孕妇的羊膜穿刺应由专业人员操作,所获得的羊水直接滴于载玻片上。

2.方法

(1)按如上方法取材后,加盖玻片,并置于暗视野显微镜载物台上。

(2)升高聚光器使蒸馏水接触载玻片底面,依次使用 10 倍物镜与 40 倍物镜观察。注意调整聚光器,高度要适中,以物像清晰为度。寻找有特征性形态和运动方式的螺旋体。

3.结果 请描述暗视野显微镜下螺旋体的特点,并通过绘图记录结果。

(二)Fontana 镀银染色

1.材料 固定液、鞣酸媒染剂、Fontana 银溶液等。

2.方法

(1)在载玻片上滴加一滴生理盐水,用牙签挑取牙缝中的牙垢,与生理盐水混匀制成涂片,于空气中自然干燥(不可用火固定)。

(2)标本干燥后滴加固定液,固定 1~2 min,水洗。

(3)滴加鞣酸媒染剂并加热至冒蒸汽,作用 30 s 后水洗。

(4)滴加 Fontana 银溶液并加热至冒蒸汽,作用 30 s 后水洗。干燥后可直接行油镜检查,也可加盖玻片封闭固定后镜检。

3.结果 请描述镀银染色的螺旋体及其背景的特点,并通过绘图记录结果。

(三)回归热螺旋体的吉姆萨染色

回归热螺旋体经吉姆萨染色呈红色或紫色。

1.材料 吉姆萨染料、甘油、甲醇、PBS(pH 6.8)、血涂片等。

2.方法

(1)取回归热患者血液,按常规方法制备血涂片,待血膜干后,用甲醇固定 2~3 min。

(2)将血涂片置于染色架上,并滴加吉姆萨染料覆盖,室温染色 15~30 min。

(3)用水从血涂片一端缓慢冲洗(注意勿先倒去染液或直接对血膜冲洗)。

(4)趁湿加盖玻片或待干后镜检。

3.结果 请描述吉姆萨染色的回归热螺旋体的特点,并通过绘图记录结果。

第二节 钩端螺旋体的培养和血清学检测

一、钩端螺旋体的培养

培养钩端螺旋体需要专门的培养基,常用 Korthof 培养基。钩端螺旋体对培养条件要求高,且生长缓慢,因此临床诊断时很少开展钩端螺旋体培养。

1.材料 待检标本、Korthof 培养基等。

2.方法

(1)患者血液培养:采集早期钩端螺旋体病患者的血液,接种于 Korthof 培养基,28 ℃下培养。每隔 5~7 天取培养物在暗视野显微镜下观察有无钩端螺旋体生长。若有钩端螺旋体生长,即为

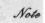

分离阳性;若未见钩端螺旋体生长,需继续培养。60 天后仍不见钩端螺旋体生长则可作为阴性处理。

(2)患者尿液培养:取患者病后两周以上的中段尿 30～50 mL,于无菌离心管中以 3500～4000 r/min 离心 1 h。取尿沉渣接种于第一管培养基中,剩余的混匀后接种于第二管和第三管培养基中,28 ℃下培养。每隔 5～7 天取培养物镜检,检查要求与血液培养相同。

(3)动物脏器培养:无菌采集新鲜动物肾脏(包膜完整),取米粒大小的皮质部分接种于 Korthof 培养基中,28 ℃下培养。每隔 5～7 天取培养物在暗视野显微镜下观察有无钩端螺旋体生长。检查要求与血液培养相同。

(4)动物接种:取患者血液 1 mL 或尿液 2 mL 接种于金黄地鼠或幼龄豚鼠,观察动物发病情况,并进行钩端螺旋体分离。

二、钩端螺旋体的血清学检测

血清学检测是诊断钩端螺旋体病最常用的技术,常应用显微凝集试验(microscopic agglutination test,MAT)。采集双份血清,第一次采血应在发病早期,最好在治疗之前采集,第二次采血一般在发病三周后。不同血清型钩端螺旋体培养物与患者不同稀释度的血清相互作用后,可在暗视野显微镜下观察到凝集现象。

1.材料　钩端螺旋体 15 群、生理盐水、凝集板、血清等。

2.方法

(1)标准菌株的培养:将钩端螺旋体 15 群于 28 ℃下液体培养 5～7 天,肉眼可见微带乳光,摇动时有云雾状混浊。镜检可见运动活泼的钩端螺旋体(50 条/400×),且无自凝现象,此菌株可作为标准菌株。

(2)取 2.4 mL 生理盐水,加入 0.1 mL 待检血清混匀。

(3)取稀释血清 0.5 mL,加入 0.5 mL 生理盐水。吸取 0.1 mL 已稀释的不同浓度的待检血清于凝集板凹孔内,依次进行倍比稀释。

(4)每孔分别加入 0.1 mL 标准菌液,混匀后置于 37 ℃水浴 2 h,在暗视野显微镜下观察结果。

3.结果

(1)判定标准。

①"＋＋＋＋"表示几乎全部菌体凝集,仅有少数单个菌体存在。

②"＋＋＋"表示散在菌体较对照减少 75％,大部分菌体凝集成蜘蛛网状或者麦束状。

③"＋＋"表示菌体减少 50％,可见较多菌体呈蜘蛛状或者麦束状。

④"＋"表示菌体减少 25％,仅有较少菌体呈蜘蛛状或者麦束状。

⑤"－"表示菌体正常,分散,无凝集,与对照相同。

(2)结果判定:以视野中 50％钩端螺旋体被凝集(出现"＋＋")的患者血清最高稀释度作为终点凝集滴度。双份血清终点凝集滴度增长 4 倍或以上者为阳性。在非流行区,第一次血清学检测结果抗体滴度≥1∶400 亦有诊断意义。

4.注意事项　由于 MAT 法要求实验室具有不同血清型的钩端螺旋体,且需要定期传代培养以制备活菌,因此不易标准化,对实验室及操作人员要求比较高。在疾病早期阶段钩端螺旋体抗体水平低,易检出假阴性结果;在钩端螺旋体病疫区则易检出假阳性结果。MAT 法无法区分感染时间,因此不能用于感染的监测。

第三节　梅毒螺旋体的血清学检测

梅毒螺旋体血清学试验分为两大类,一类为非梅毒螺旋体抗原血清学试验,用于检测非特异

知识拓展
11-1

性抗体(反应素);一类为梅毒螺旋体抗原血清学试验,用于检测抗梅毒螺旋体的特异性抗体。

【知识拓展 11-1】　一份先天性梅毒的考古报告

一、非梅毒螺旋体抗原血清学试验

梅毒螺旋体感染后 3~4 周,机体会产生抗类脂抗原的非特异性抗体(反应素)。未经治疗的患者,其血清内的反应素可长期存在,适当治疗后可逐渐减少甚至消失。因此,反应素对机体虽无保护作用,但可用于观察疗效及预后。非梅毒螺旋体抗原血清学试验可用于检测反应素,常用方法有性病研究实验室试验(venereal disease research laboratory test,VDRL)、不加热血清反应素试验(unheated serum reagin test,USR)、快速血浆反应素环状卡片试验(rapid plasma reagin circle card test,RPR)和甲苯胺红不加热血清试验(TRUST),主要应用于梅毒患者的初筛和疗效观察。

上述非梅毒螺旋体抗原血清学试验具有相同的抗原成分心磷脂,同时加入卵磷脂和胆固醇。卵磷脂的作用是加强心磷脂的抗原性,胆固醇则可增强抗原的敏感性。由于所用抗原基本相同,因此敏感性相似,但特异性受生物学假阳性反应和某些生理反应的影响,假阴性反应主要是前带现象。

(一)性病研究实验室试验（VDRL）

1. 材料　VDRL 抗原、VDRL 缓冲液(pH 6.0)、生理盐水、标准针头((60±1)滴/ mL)和反应板(直径 14mm 漆圈)、30 mL 平底小瓶等。

2. 方法

(1)VDRL 检测抗原的配制:于 30 mL 小瓶内加入 0.3 mL VDRL 缓冲液后,逐滴加入 0.3 mL VDRL 抗原,随后混匀 10 s。立即再加入 2.4 mL VDRL 缓冲液,来回颠倒摇动小瓶 30 次,即为VDRL 检测抗原,此抗原仅可使用 1 天。

(2)VDRL 玻片定性和定量试验方法与 USR 完全相同,临床上主要用于检测脑脊液中的反应素。

(二)不加热血清反应素试验（USR）

USR 是一种改良的 VDRL 方法。离心配制的 VDRL 检测抗原,取沉淀物重悬于含有乙二胺四乙酸(EDTA)、氯化胆碱的磷酸盐缓冲液中,可使抗原在 12 个月内不变性。本实验敏感性高但特异性较低,易出现假阳性结果,因此一般作为筛选和定量试验,用于观察疗效、判断复发及再感染。

1. 材料　抗原、生理盐水、注射器、玻片、待测血清(梅毒患者血清)等。

2. 方法

(1)USR 定性试验:吸取待检血清(不必灭活)0.05 mL,加于玻片圆圈中。用 1 mL 注射器专用针头吸取抗原,每份待检标本滴加 1 滴,摇动玻片 4 min,观察结果。

(2)USR 定量试验:定性试验为阳性、弱阳性反应或可疑反应时需做定量试验。将待检血清用生理盐水稀释成 6 个稀释度(血清原液、1∶2、1∶4、1∶8、1∶16、1∶32),各取 0.05 mL 加于玻片圆圈内,必要时可继续稀释。每个稀释度加入 1 滴抗原,按 USR 定性试验方法操作和判定结果。

3. 结果　肉眼观察后用低倍显微镜观察抗原颗粒或凝集沉淀,记录实验结果。

"＋＋＋"~"＋＋＋＋"表示强阳性反应:形成中等以上大小的絮状物,溶液清亮。

"＋＋"表示阳性反应:形成小絮状物,悬液较清亮。

"＋"表示弱阳性反应:形成较小絮状物,均匀分布,悬液混浊。

"±"表示可疑反应:抗原颗粒稍粗。

"－"表示阴性反应:抗原颗粒均匀,针状细小。

（三）快速血浆反应素环状卡片试验（RPR）

RPR可用于检测血清中有无抗类脂抗原的反应素，用于梅毒的筛查和流行病学调查。RPR在USR抗原中加入碳颗粒作为指示物，以特制的白色卡片代替玻璃反应板，从而使抗原抗体反应在白色底板上出现黑色的凝集颗粒。实验结果可直接用肉眼观测，易于判断，且血清不需灭活，抗原在4℃可保存1年。

1. 材料 待测血清（梅毒患者血清）、RPR抗原、生理盐水、特制的白色卡片（圆圈直径为18 mm）、标准针头（（60±1）滴/mL）、可调旋转器等。

2. 方法

（1）卡片定性试验：取50 μL待检血清加入卡片的圆圈内，均匀涂布后以专用针头加入1滴RPR抗原，将卡片置于旋转器中旋转8 min（100 r/min），立即在强光下观察结果。

（2）卡片定量试验：取50 μL血清用生理盐水做倍比稀释[1:（2～64）]，每个稀释度取50 μL血清加入卡片圆圈中，按卡片定性试验方法测定。

3. 结果

（1）定性试验结果。

阳性：卡片圆圈中出现黑色凝集颗粒和絮片。

阴性：无凝集块出现，仅见均匀的亮灰色。

（2）定量试验结果。

卡片圆圈内开始出现黑色絮状物的最高血清稀释度为阳性效价。

RPR是梅毒的辅助诊断方法之一。已知病史或有梅毒体征者，本实验阳性可确诊为梅毒。初次感染梅毒数周后，效价可达1:（4～256）。

4. 注意事项 系统性红斑狼疮、麻风病、急性感染、传染性肝炎、疟疾和类风湿关节炎等也可呈阳性反应，但效价一般不超过1:8，应注意鉴别诊断。

（四）甲苯胺红不加热血清试验（TRUST）

TRUST的原理与RPR相同。TRUST抗原中加入甲苯胺红染料颗粒代替碳颗粒作为指示物，阳性结果为出现红色絮状凝集现象，阴性结果为甲苯胺红颗粒集于中央一点或均匀分散。由于甲苯胺红是化学染料，颗粒均匀，结果易于观察，因此TRUST是目前最为常用的梅毒筛查方法。TRUST的方法及结果均与RPR相同。

二、梅毒螺旋体抗原血清学试验

梅毒螺旋体抗原血清学试验以梅毒螺旋体作为抗原，检测抗梅毒螺旋体抗体（IgM、IgG），主要应用于梅毒的确证试验。常见的有梅毒螺旋体血球凝集试验（treponema pallidum hemagglutination assay，TPHA）、梅毒螺旋体明胶凝集试验（treponema pallidum particle assay，TPPA）、荧光密螺旋体抗体吸收试验（fluorescent treponemal antibody absorption test，FTA-ABS）等。

（一）梅毒螺旋体血球凝集试验（TPHA）

TPHA用间接血凝法测定人血清或血浆中的抗梅毒螺旋体的特异性抗体，灵敏度高。利用超声裂解的梅毒螺旋体Nichols株为抗原，用于致敏经醛化、鞣化的羊或禽类红细胞。致敏红细胞与抗梅毒螺旋体抗体或免疫血清结合时可产生肉眼可见的凝集现象。同时用Reiter株制成吸收剂预处理待测血清，可中和血清中的非特异性抗体，提高反应的特异性。

1. 材料 TPHA检测试剂盒、反应板等。

2. 方法

（1）采集标本血清 凝固血液经离心分离的新鲜血清，或保存于2～8℃的血清。溶血、脂血或污染的标本可能影响实验结果。血库血、EDTA 抗凝血浆同样可用于 TPHA,但存在假阳性反应,需用血清复试。

(2)定性试验:向反应板中 1~4 号孔按表 11-1 序号 1~4 添加稀释液,再加入血清,最后分别加入质控细胞(对照细胞)75 μL 和试验细胞 75 μL。将反应板置振荡器中振荡 30 s,或用手轻轻拍打混匀。置于湿盒内,于室温(15~25 ℃)避光避震孵育 1 h,观察结果。

(3)定量试验:向反应板中 1~12 号孔按表 11-1 添加稀释液,再加入血清,3 号、4 号孔分别加入质控细胞 75 μL 和试验细胞 75 μL,5~12 号孔分别加入试验细胞 25 μL。将反应板置振荡器中振荡 30 s,或用手轻轻拍打混匀。置于湿盒内,于室温(15~25 ℃)避光避震孵育 1 h,观察结果。

(4)质量控制:设置阴性对照和阳性对照。质控液以 1:20 稀释,实验时直接取 25 μL 加入反应板不同孔内,再分别加入试验细胞悬液 25 μL,混匀后于 15~25 ℃避光避震孵育 1 h,观察结果。

表 11-1　TPHA 操作表

序　号	1	2	3	4	5	6	7	8	9	10	11	12
稀释液/μL	25	100	25	25	25	25	25	25	25	25	25	25
血清标本/μL	25	25	25 弃25	25	25	25	25	25	25	25	25	25 弃25
对照细胞悬液/μL			75									
试验细胞悬液/μL				75	25	25	25	25	25	25	25	25
最终稀释度			1:80	1:80	1:160	1:320	1:640	1:1280	1:2560	1:5120	1:10240	1:20480

3. 结果　肉眼观察,按表 11-2 判定结果。

表 11-2　TPHA 结果判定标准

结果判定	实验现象
－	不凝集,红细胞集中在孔中央,呈纽扣状,边缘光滑
±	可凝,红细胞浓集成边缘光滑的圆环
＋	凝集,红细胞形成多形粗糙环状
＋＋~＋＋＋＋	强凝集,红细胞覆盖整个孔底,呈多形膜状,边缘粗糙

(1)定性试验结果:凡出现红细胞凝集现象("＋"及以上)者为阳性反应,不出现凝集者为阴性反应。

(2)定量试验结果:以最高稀释度血清能产生"＋"凝集的稀释度为抗体滴度。血清 1:80 以上与致敏细胞产生("＋"及以上)凝集,未致敏细胞不出现凝集者,可做出阳性判断。致敏和非致敏细胞均不产生凝集时,实验结果报告为阴性。

(二)梅毒螺旋体明胶凝集试验(TPPA)

TPPA 的原理与 TPHA 基本相同。TPPA 用梅毒螺旋体致敏明胶颗粒替代 TPHA 中致敏的红细胞,此致敏颗粒与人血清或血浆中的抗梅毒螺旋体抗体结合,产生肉眼可见的凝集反应,具有较高的敏感性。明胶颗粒为洋红色,操作方便,结果产生迅速。

1. 材料　待检血清、TPPA 检测试剂盒、U 形反应板等。

2. 方法　在 U 形反应板不同孔中按表 11-3 加入血清稀释液,再加入血清标本并依次稀释,最后分别滴加致敏颗粒和未致敏颗粒溶液。将反应板置微量振荡器上振荡 30 s,置于湿盒内,15~25 ℃孵育 2 h 观察结果。

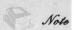

表 11-3　TPPA 操作表

序　号	1	2	3	4	5	6	7	8	9	10	11	12
稀释液/μL	100	25	25	25	25	25	25	25	25	25	25	25
血清标本/μL	25	25	25	25	25	25	25	25	25	25	25	25（弃25）
未致敏颗粒/μL			25									
致敏颗粒/μL				25	25	25	25	25	25	25	25	25
最终稀释度			1:40	1:80	1:160	1:320	1:640	1:1280	1:2560	1:5120	1:10240	1:20480

3. 结果

(1)"＋＋"～"＋＋＋＋"表示颗粒凝集覆盖整个孔底,呈多边形膜状,边缘粗糙。

(2)"＋"表示颗粒凝集呈多边形大环状,边缘粗糙。

(3)"±"表示颗粒浓集呈小环状,边缘光滑。

(4)"－"表示颗粒聚集在孔底中央,边缘光滑。

定量试验以出现阳性反应(＋)的最高稀释度作为最终滴度。

(三)荧光密螺旋体抗体吸收试验(FTA-ABS)

FTA-ABS 利用梅毒螺旋体 Nichols 株作为抗原,制成悬液在玻片上涂成菌膜,吸附待检血清中的抗梅毒螺旋体抗体(IgG),再用荧光素标记的羊抗人 IgG 抗体结合显示待检血清中抗梅毒螺旋体抗体(IgG)。因待检血清预先经吸附剂(非致病性密螺旋体 Reiter 株)去除了非特异性抗体,故特异性较高,FTA-ABS 可用作初筛阳性标本的确证试验。

1. 材料

(1)待测血清(来自梅毒患者)。

(2)梅毒螺旋体 Nichols 株抗原悬液、吸附剂(非致病性密螺旋体 Reiter 株)、磷酸盐缓冲液(PBS)、荧光素标记的羊抗人 IgG 抗体、甘油缓冲液等。

(3)玻片、湿盒、水浴锅、荧光显微镜等。

2. 方法

(1)抗原片制备:将梅毒螺旋体 Nichols 株抗原悬液(每高倍视野 20 条)在玻片上涂布成数个直径为 5mm 的菌膜,干燥后用甲醇固定。

(2)待检血清预处理:待检血清先经 56 ℃ 30 min 灭活,取 50 μL 血清与 200 μL 吸附剂混匀,37 ℃作用 30 min,以充分吸除非特异性抗体。

(3)夹心法荧光显色:吸附后的待检血清用磷酸盐缓冲液(PBS)以 1:(20～320)倍比稀释,随后分别滴加于抗原菌膜上。同时设置阳性标准血清、非特异性血清和阴性对照组(不加血清)。

(4)置湿盒内 37 ℃ 孵育 30 min,用 PBS 洗片 3 次,每次 5 min。各抗原反应片上滴加工作浓度荧光素标记的羊抗人 IgG 抗体,置湿盒内 37 ℃ 孵育 30 min,用 PBS 洗片,晾干后用甘油缓冲液封片。

(5)荧光显微镜观察:阴性对照组无荧光菌体或偶见荧光菌体出现;阳性对照可见较多荧光菌体出现,并以此为参照判定待检标本。

3. 结果　阳性结果参照阳性标准血清的荧光强度判定:半数高倍视野(10 条左右)出现荧光,则为"＋＋",大半视野出现荧光(15 条左右)则为"＋＋＋",全部视野(约 20 条)出现强荧光则为"＋＋＋＋"。可疑结果参照非特异性血清的荧光强度判定为"＋＋"或"＋",阴性结果参照阴性对

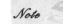

照组判定为"－"或"＋"。

【知识拓展 11-2】 基于实验室检查的梅毒诊断依据

知识拓展
11-2

思考题答案

思考题

1.为什么非梅毒螺旋体抗原血清学试验具有较高的敏感性和特异性？

2.非梅毒螺旋体抗原血清学试验的优点有哪些？

3.非梅毒螺旋体抗原血清学试验临床应用时需要注意的问题有哪些？

4.简述梅毒螺旋体抗原血清学试验的临床意义。

5.简述其他可用于检测梅毒螺旋体特异性抗体的方法。

实验结果示例

实验结果示例

（严 沁 刘晓秋）

第十二章　病毒学基础实验技术

学习目标

▲素质目标

能正确理解病毒概念;培养严谨的科研态度和科学精神。

▲能力目标

掌握病毒的动物接种法、鸡胚培养法和细胞培养法;具备无菌操作能力。

▲知识目标

掌握病毒的概念、生物学特点和病毒对细胞的致病作用。

病毒是一类体积最小、结构简单,只能在易感活细胞内复制的非细胞型微生物。病毒颗粒微小,在电子显微镜下放大几万倍才能被观察到。利用光学显微镜可以观察到病毒在细胞内形成的包涵体等。检测包涵体所在的细胞种类及位置、大小和形态,对某些病毒感染性疾病具有诊断价值。对于不同的病毒,可以选择细胞培养法、鸡胚接种法和动物接种法等培养方法。

第一节　病毒的分离培养

病毒必须在易感的宿主细胞内复制。根据病毒特异性,可选择动物接种法、鸡胚培养法或细胞培养法。有些病毒感染细胞后,能够在宿主细胞内增殖,导致宿主细胞发生细胞病变效应,出现细胞变圆、坏死、从瓶壁脱落等现象,可以通过光学显微镜观察。

一、病毒细胞培养

(一)原代细胞培养法

1. 材料

(1)实验动物:小白鼠。

(2)病毒:单纯疱疹病毒1型(HSV-1)。

(3)试剂:Hank's液、胎牛血清、DMEM培养液等。

(4)75%酒精棉球、细胞计数板、盖玻片、手术刀、眼科剪刀、眼科镊子、平皿、10 mL离心管、毛细吸管、250目网筛、碾钵、细胞培养瓶等。

2. 方法

(1)处死小鼠,无菌操作切开小鼠胸腔取肺,放在平皿内用Hank's液漂洗3次。

(2)用眼科剪刀将肺组织剪成1~2 mm³大小,并将碎块移至碾钵中,加5 mL Hank's液碾磨至混浊。

（3）将上述液体过 250 目网筛，将过滤液移至离心管中，置于离心机，以 800 r/min 离心 5 min，弃上清液，计数细胞后，加入适量 DMEM 培养液，配制成浓度为 5×10^5 / mL 的细胞悬液。

（4）将细胞悬液分装于细胞培养瓶，置于 37 ℃、CO_2（5%）培养箱中。待细胞贴壁，并长成单层细胞。

（5）按病毒感染复数（multiplicity of infection，MOI）为 1 加入 HSV-1 病毒，补加无血清的培养液覆盖细胞培养瓶底，放置 37 ℃、CO_2（5%）培养箱中孵育 2 h，在此期间每隔 20 min 轻微摇动一次，使细胞与病毒充分接触。

（6）更换含 2% 胎牛血清的 DMEM 培养液，置于 37 ℃、CO_2（5%）培养箱中继续孵育。

（7）接种后逐日观察，在低倍镜下观察，可见细胞病变现象，部分细胞肿胀变圆、脱壁；待超过 90% 的细胞发生病变时，收集细胞及培养液上清液，置于 -80 ℃ 冰箱中保存。

（8）冰冻后取出，置于 4 ℃ 或冰上缓慢解冻，重复 3 次，离心管收集后在 4 ℃ 环境中以 4000 r/min 离心 10 min。

（9）用无菌滤器过滤上述上清液后，使用无菌 EP 管分装，做好标记，于 -80 ℃ 下保存。

3．结果

（1）观察被分离的原代细胞贴壁前和贴壁生长状态。

（2）细胞感染病毒后发生的形态变化。

4．质量控制

（1）选择生长良好的贴壁细胞接种病毒。

（2）选取不同的时间点观察细胞病变。

（3）严格无菌操作，防止细胞污染。

知识拓展
12-1

（二）传代细胞（细胞株）培养法

【知识拓展 12-1】 Vero 细胞的培养

1．材料

（1）细胞：80% 左右融合度、生长状态良好的 Vero 细胞培养物。

（2）病毒：HSV-1。

（3）试剂：PBS、0.25% 胰酶、10% 胎牛血清、DMEM 培养液等。

（4）材料：毛细吸管、细胞培养瓶等。

2．方法

（1）吸弃 Vero 细胞的旧培养液，用 PBS 润洗细胞后，加入 0.25% 胰酶，以覆盖细胞层为限。

（2）在显微镜下观察，待细胞附着松动、边缘卷起、间隙增大时，弃去胰酶，加入新培养液。

（3）轻轻反复吹打，制成单个细胞悬液。

（4）将细胞悬液分装于细胞培养瓶，置于 37 ℃、CO_2（5%）培养箱中培养。

（5）待细胞贴壁后长成单层细胞，即可接种病毒。

（6）按 MOI 为 1 加入病毒，补加无血清的 DMEM 培养液至覆盖细胞培养瓶底，置于 37 ℃、CO_2（5%）培养箱中孵育 2 h，在此期间每隔 20 min 轻微摇动一次，使细胞与病毒充分接触。

（7）更换含 2% 胎牛血清的 DMEM 培养液，置于 37 ℃、CO_2（5%）培养箱中继续培养。

（8）接种后逐日观察，在低倍镜下观察，可见细胞病变现象，部分细胞肿胀变圆；超过 90% 的细胞发生病变时，收集细胞及培养液上清液，置于 -80 ℃ 冰箱中保存。

（9）冰冻后取出，置于 4 ℃ 或冰上缓慢解冻，重复 3 次，离心管收集后于 4 ℃ 的环境中以 4000 r/min 离心 10 min。

（10）用无菌滤器将上清液过滤后，使用无菌 EP 管分装，做好标记，-80 ℃ 保存。

3. 结果

(1)观察并描述传代细胞贴壁前和贴壁生长状态。

贴壁前：＿＿＿＿＿＿＿＿＿＿＿＿＿＿＿＿＿＿＿＿＿＿＿＿＿＿＿＿＿＿。

贴壁生长：＿＿＿＿＿＿＿＿＿＿＿＿＿＿＿＿＿＿＿＿＿＿＿＿＿＿＿＿＿。

(2)观察并描述细胞感染病毒后的细胞病变效应。

细胞病变效应表现为：＿＿＿＿＿＿＿＿＿＿＿＿＿＿＿＿＿＿＿＿＿＿＿。

4. 质量控制

(1)严格无菌操作,防止细胞污染。

(2)选择生长良好的细胞接种病毒,选取不同的时间点观察细胞病变。

二、病毒的鸡胚培养

1. 材料

(1)流感病毒悬液。

(2)9～11 日龄鸡胚。

(3)1 mL 注射器、针头、华氏管、生理盐水、碘酒棉球、固体石蜡和胶布等。

2. 方法　常用接种方法有卵黄囊接种法、绒毛尿囊膜接种法、尿囊腔接种法和羊膜腔接种法等,可根据病毒种类、接种目的不同,采用适当的接种途径。可根据 9～11 日龄鸡胚解剖示意图进行接种(图 12-1)。

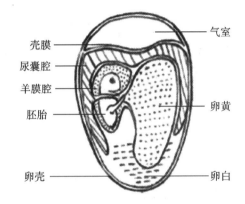

图 12-1　9～11 日龄鸡胚解剖示意图

1)卵黄囊接种法

(1)取 6～8 日龄鸡胚,置于检卵灯下检视,标记出气室和胎位,气室端向上。

(2)消毒气室,使用砂轮在气室中央开一个小孔。

(3)消毒后,使用 10 mL 注射器吸取病毒悬液,自气室小孔处进针,针头朝胚胎相反方向旁侧刺入,深度约 3 cm,即达到卵中心卵黄囊内。注入病毒悬液量约 0.3 mL,接种后以无菌石蜡封闭小孔,置于 37 ℃温箱中培养,每天观察。

(4)取孵育 24 h 以上濒死的鸡胚,直立于卵盘上,气室端向上。气室部位消毒后,用无菌镊子去除卵壳,夹破绒毛尿囊膜和卵膜,取出胚胎,然后夹住卵黄脐带处,小心收获卵黄囊,置于－80 ℃保存,备用。

2)绒毛尿囊膜接种法

(1)取 10～12 日龄鸡胚,于检卵灯下检查,标记气室与胎位,并在胎位无大血管处画一记号。

(2)将鸡胚直立,气室端向上。消毒气室部位后,用砂轮在气室中磨一小孔,注意不要损伤卵膜。

(3)将鸡胚平放,无大血管记号处向上,在消毒记号处用砂轮打开一个小口,将卵壳取下,用注射针头在壳膜上划一小缝,将一滴生理盐水滴于卵膜缝隙处。用针尖刺破气室囊膜,用无菌吸球自小孔处吸气造成负压,可见生理盐水下沉,绒毛尿囊膜即凹下,与壳膜分开,表明人工气室制造成功。

(4)用 1 mL 注射器吸取病毒悬液 0.2 mL,滴于绒毛尿囊膜上,用消毒的熔化石蜡封闭两口。蜡封部位向上,置于 37 ℃孵育 4～5 天。

(5)将鸡胚取出后消毒,以无菌镊子揭去人工气室处卵壳并扩大开口,轻提绒毛尿囊膜,用剪刀剪下接种面及周围的绒毛尿囊膜,置于加有无菌生理盐水的平皿中观察病变情况。

Note

3）尿囊腔接种法

（1）常用9～12日龄鸡胚，在检卵灯下标记出气室，并在胚胎旁绒毛尿囊膜发育良好无大血管处和气室交界处画一记号。

（2）消毒记号处，以磨卵器或砂轮磨一小孔，划破卵壳但不损伤卵膜，以注射器吸取病毒悬液0.1 mL，刺入壳膜少许，即可达尿囊腔，注入病毒悬液。

（3）以透明胶纸封闭注射孔，置于37 ℃孵育3天后取出。

（4）为防止出血，收获前先将鸡胚置于4 ℃冷却12 h，取出后消毒气室端，沿气室周围除去卵壳，撕去壳膜。用毛细吸管穿破绒毛尿囊膜吸取尿液，置于无菌瓶中备用。

4）羊膜腔接种法

（1）取9～11日龄鸡胚，将气室端向上，让胎位接近气室，便于接种。在检卵灯下画出胎位、气室，用砂轮沿气室边缘和胚胎位置靠近处开一小孔，注意不要损伤卵膜。

（2）消毒后用无菌镊子揭去壳膜，滴一滴无菌液体石蜡，以使下面的膜透明，可清楚观察到整个胚胎。

（3）用注射器吸取病毒悬液，针头对准开口处，由鸡胚垂直向下穿过绒毛尿囊膜、羊膜，进入羊膜腔，注入病毒悬液0.1 mL，注射后用胶布封口，胶布下垫一无菌纸块，然后置于37 ℃温箱孵育3～4天。

（4）收获前将鸡胚置于4 ℃冰箱12 h，以减少收获时出血。撕去胶布，消毒卵壳后，用镊子撕去卵膜，再用镊子夹住羊膜腔，以毛细吸管吸取羊水，放无菌容器中备用。

3. 结果　观察鸡胚培养病毒前后的变化，检查鸡胚是否被病毒感染，包括直接法和间接法。

（1）直接法能观察到鸡胚是否有特殊的病理变化，是否生长发育缓慢或死亡，可用作感染指标，但需要与接种损伤、标本毒性、细菌污染相区别。

（2）大部分病毒的鸡胚接种结果需要鸡胚培养后收获，利用间接法观察。例如，对于流感病毒，需要做血凝试验和血凝抑制试验进行检测；对于仙台病毒，需要采用空斑形成试验检测病毒滴度等。不同种类的病毒，可选择不同方法作为临床诊断指标。

4. 质量控制

（1）接种病毒后的鸡胚，培养条件需保持稳定。

（2）严格无菌操作，防止鸡胚污染。

三、病毒的动物接种——乳鼠颅内接种法

1. 材料

（1）实验动物：乳鼠。

（2）待测病毒：乙型脑炎病毒悬液。

（3）无菌1 mL注射器、外科镊子、碘酊棉球、75%酒精棉球、放废弃物的器皿等。

2. 方法

（1）固定乳鼠：以左手拇指与食指捏住鼠两耳，以无名指、小指与掌侧大鱼际捏住鼠尾。

（2）分别使用碘酊棉球和75%酒精棉球消毒乳鼠颞部皮毛。

（3）使用1 mL注射器吸取病毒悬液，用装有病毒悬液的注射器在乳鼠颞部（即眼外眦与同侧耳根连线中点偏耳根约1/3处）进针（遇阻力，稍使劲即有突破感即可），请注意不可进针过深，戳入颅腔2～3 mm，注入病毒悬液量0.02～0.03 mL。

3. 结果　乳鼠一般在接种后3～4天开始发病，最终因麻痹而死亡。观察并描述乳鼠感染病毒后的症状。

乳鼠感染症状：_____。

4. 质量控制

(1)消毒时,防止消毒液与乳鼠的眼睛接触,避免对乳鼠造成强烈的刺激。

(2)操作过程中注意生物安全,防止针头刺伤实验人员的皮肤。

第二节　病毒形态与结构观察

一、病毒形态结构的电子显微镜观察

病毒个体微小,用普通光学显微镜无法观察到,通常病毒形态需用电子显微镜放大数万倍才能看清。由于病毒只能在活细胞内生长,因此在观察病毒形态时,需要对病毒感染的细胞进行超薄切片,再用电子显微镜观察病毒的形态和结构。

二、病毒导致的细胞病变效应

病毒在宿主细胞内大量增殖,导致细胞皱缩、变圆、聚集、融合、脱落、坏死和包涵体形成等现象,称为致细胞病变效应(cytopathic effect,CPE)。

(一)细胞接种病毒导致的细胞病变效应

1. 材料

(1)细胞:Vero 细胞。

(2)病毒悬液:HSV-1。

(3)试剂:胎牛血清、DMEM 培养液等。

(4)毛细吸管、细胞培养瓶、细胞培养箱、光学显微镜等。

2. 方法

(1)将 Vero 细胞接种在细胞培养瓶中,加入 5 mL 含 10% 胎牛血清的 DMEM 培养液,置于 37 ℃、CO_2(5%)的培养箱中进行培养。

(2)在显微镜下观察 Vero 细胞的贴壁生长状况:Vero 细胞呈单层均匀贴在瓶壁上,折光一致。

(3)选择生长良好、细胞密度在 80%～90% 的 Vero 细胞,弃掉其培养液,按 MOI 为 1 加入 HSV-1 病毒悬液,补加无血清的 DMEM 培养液至覆盖细胞培养瓶底,置于 37 ℃、CO_2(5%)培养箱中孵育 2 h,在此期间每隔 20 min 轻微摇动一次,使细胞与病毒充分接触。

(4)更换含 2% 胎牛血清的 DMEM 培养液,置于 37 ℃、CO_2培养箱中孵育。

(5)接种后逐日观察,在低倍镜下观察可见细胞病变现象,细胞变圆,从瓶壁脱落。

3. 结果　不同的病毒感染宿主细胞可能出现不同的细胞病变效应,如脊髓灰质炎病毒感染导致的细胞病变效应,包括细胞皱缩、变圆、聚集融合成巨细胞或脱落坏死等。腺病毒感染导致的细胞病变效应,包括细胞变圆、团聚,出现拉丝现象,病变细胞聚集在一个区域,呈葡萄串状等。麻疹病毒感染导致的细胞病变效应为病毒感染的细胞体积增大,细胞融合形成多核巨细胞等。

观察并描述 HSV-1 感染 Vero 细胞后的细胞病变效应特征(图 12-2)。

HSV-1 感染的 Vero 细胞的细胞病变效应特征:＿＿＿＿＿＿＿＿＿＿＿＿＿＿＿＿＿＿。

4. 质量控制

(1)严格无菌操作,防止细胞污染。

(2)操作过程中注意生物安全,需在生物安全二级实验室进行实验操作。

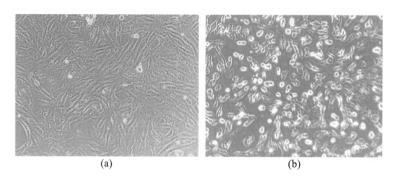

(a)　　　　　　　　　　(b)

图 12-2　HSV-1 感染导致 Vero 细胞的细胞病变效应

(a)正常 Vero 细胞;(b)HSV-1 感染的 Vero 细胞

(二)病毒包涵体观察

1.材料

(1)经 HE 染色的狂犬病毒感染的海马部位神经组织病理切片。

(2)光学显微镜。

2.方法　在光学显微镜下观察神经细胞中的狂犬病毒包涵体。

3.结果与判定　观察并描述狂犬病毒感染神经细胞形成的内基小体(图 12-3)的镜下特点。

内基小体的镜下特点:＿＿＿＿＿＿＿＿＿＿＿＿＿＿＿＿＿＿＿＿＿＿＿＿＿＿＿＿

＿＿＿＿＿＿＿＿＿＿＿＿＿＿＿＿＿＿＿＿＿＿＿＿＿＿＿＿＿＿＿＿＿＿＿＿＿。

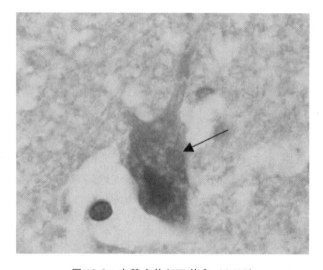

图 12-3　内基小体(HE 染色,×400)

思考题

1.病毒在细胞内增殖对细胞的影响有哪些?

2.病毒能在固体平板培养基中增殖吗? 为什么?

3.病毒在活细胞内增殖后,如何判定病毒的增殖水平?

4.观察病毒的形态需要用什么显微镜? 光学显微镜在病毒学实验中的作用是什么?

(汤仁仙)

第十三章　病毒数量测定与感染检测

学习目标

▲素质目标

理解病毒致病作用；培养责任意识与规则意识。

▲能力目标

具备病毒感染性和数量测定技能；具备病毒感染的检测和结果分析能力；具备无菌操作技能。

▲知识目标

(1)掌握病毒对细胞的致病机制，熟悉病毒感染性疾病病原学诊断的方法和意义。

(2)掌握病毒血凝试验和血凝抑制试验的原理、方法和意义。

(3)熟悉病毒空斑形成试验和50%组织细胞感染量测定试验的原理、方法和结果计算法。

病毒感染性疾病在人类疾病中具有重要的地位。病毒感染机体导致易感细胞的损伤和功能改变，同时机体会产生针对病毒的特异性抗体，因此，检测病毒的抗原、核酸以及特异性的病毒抗体，对病毒感染有重要的诊断价值。对于已增殖的病毒，还必须进行病毒感染性和数量的测定。

第一节　病毒感染性和数量的测定

一、空斑形成试验

空斑(又称蚀斑)形成试验是目前测定活病毒数量和感染性比较准确的方法。将适当浓度的病毒悬液加入易感的单层细胞中，待病毒吸附后，再覆盖一层未凝固的琼脂，待其凝固后继续培养。病毒在细胞内复制后，可产生一个局限的感染灶，形成肉眼可以观察的空斑。空斑通常是由一个感染性病毒体复制形成的，称为空斑形成单位(plaque forming unit，PFU)。一个空斑为一个病毒体增殖所导致。计算病毒悬液中含有的感染性病毒数量，以每毫升的空斑形成单位来表示，即 PFU/ mL。

1.材料

(1)待测病毒液：HSV-1。

(2)Vero 细胞。

(3)DMEM 培养液、胎牛血清、0.25% 胰酶、PBS、低熔点琼脂糖、中性红染色液等。

(4)细胞培养板、细胞培养瓶、吸管、试管等。

Note

2. 方法

（1）Vero细胞在细胞培养瓶中长至70％～80％融合度，以PBS润洗，使用0.25％胰酶消化至细胞回缩，加入含10％胎牛血清的DMEM培养液，吹打成单个细胞悬液，混匀后加入12孔细胞培养板，24 h后长至无间隙单层细胞。

（2）将待测病毒用含2％胎牛血清的DMEM培养液做10倍系列稀释，稀释度依次为10^{-1}、10^{-2}、10^{-3}、10^{-4}……10^{-8}。

（3）弃去12孔细胞培养板中的培养液，用无血清的DMEM培养液洗涤细胞2次。

（4）取不同稀释度的病毒液0.5 mL，分别接种于细胞培养板各孔内，轻轻摇匀。每个稀释度病毒至少接种3孔，同时设正常细胞对照孔。

（5）置于37 ℃、CO_2（5％）培养箱中培养2 h，每15 min摇动1次，使细胞面均匀接触病毒液。

（6）制备2％低熔点琼脂糖溶液，置于42 ℃水浴中待用，将上述琼脂糖溶液与DMEM培养液按1∶1混匀，制成覆盖琼脂糖溶液。

（7）弃去细胞培养板各孔中的病毒液，将已熔化的覆盖琼脂糖溶液加入各孔内，待琼脂糖凝固后，倒置细胞培养板，置于37 ℃、CO_2（5％）培养箱中培养。

（8）每天观察细胞病变情况，当细胞出现明显病变时进行二次覆盖，取上述方法混合的液体，加入中性红染色液，使其终浓度为0.002％，冷却凝固后形成第二层覆盖层。

（9）倒置细胞培养板，置于37 ℃、CO_2（5％）培养箱中避光继续培养，48 h内观察结果。

3. 结果 　由于二次覆盖琼脂内有中性红染色液，活细胞被染成红色，在红色背景上可见无色的空斑。选择空斑分散不融合、方便计数、3个连续稀释度空斑数目对数下降的培养孔进行空斑计数（表13-1），按下述公式计算病毒滴度。

$$PFU/mL = \frac{同一病毒稀释度每孔空斑平均数 \times 病毒稀释倍数}{每孔接种病毒悬液量}$$

表13-1　空斑形成试验结果

病毒稀释度	空　斑　数	病毒滴度

4. 质量控制

（1）严格无菌操作，避免污染。

（2）注意实验室安全防护，需要在生物安全二级实验室进行实验操作。

二、50％组织细胞感染量测定试验

50％组织细胞感染量（TCID$_{50}$）是指能使半数单层细胞孔出现细胞病变效应的最高病毒稀释度。此方法以细胞病变效应为指标，判断病毒的感染性及毒力。

1. 材料

（1）待测病毒液：HSV-1。

（2）Vero细胞。

（3）胎牛血清、DMEM培养液、0.25％胰酶、PBS、低熔点琼脂糖、结晶紫染液等。

（4）细胞培养板、细胞培养瓶、吸管、试管等。

2. 方法

（1）Vero细胞在培养皿中长至70％～80％融合度，以PBS润洗，使用0.25％胰酶消化至细胞回缩，加入含10％胎牛血清的DMEM培养液，吹打成单个细胞悬液，混匀后加入96孔细胞培养板，24 h后长至无间隙单层细胞。

（2）将待测病毒用含 2% 胎牛血清的 DMEM 培养液做 10 倍系列稀释,稀释度依次为 10^{-1}、10^{-2}、10^{-3}、10^{-4}……10^{-8}。

（3）弃去细胞培养板中的培养液,用无血清的 DMEM 培养液洗涤细胞 2 次。

（4）取不同稀释度的病毒液 0.1 mL,分别接种于细胞培养板各孔内,轻轻摇匀,每个稀释度病毒至少接种 4 孔,置于 37 ℃、CO_2(5%)培养箱中培养 2 h。

（5）吸去病毒液,注意每次都要换吸头。每孔加入含 2% 胎牛血清的 DMEM 培养液 200 μL,置于 37 ℃、CO_2(5%)培养箱中培养。每天观察细胞病变情况,连续观察 3～7 天,记录出现细胞病变效应的细胞孔,计算 $TCID_{50}$。

3. 结果

（1）观察各孔细胞病变情况,以感染细胞的病变不再发展,而对照细胞仍保持完好为准。

细胞对照孔:细胞生长速度正常,贴壁正常,形态正常、饱满,无皱缩、变圆、脱落等现象。

病毒对照孔:细胞有明显病变,包括细胞死亡、变圆、脱落、形成多核巨细胞等。

比较细胞对照孔和病毒对照孔,判定各实验孔的细胞病变效应。

（2）计算整理 7 天观察记录,按 Reed-Muench 法计算该病毒的 $TCID_{50}$。

按下列公式计算距离比例:

$$距离比例=\frac{高于50\%感染百分数-50\%}{高于50\%感染百分数-低于50\%感染百分数}$$

半数细胞管产生致细胞病变效应(CPE)的病毒稀释度是 10^a(a 为距离比例),即将病毒做 10^a 稀释时,0.1 mL 病毒悬液中含有 1 个 $TCID_{50}$ 滴度的病毒,则该病毒的 $TCID_{50}=10^a/0.1$ mL。实验结果记录于表 13-2。

表 13-2　50%组织细胞感染量($TCID_{50}$)测定试验结果

病毒稀释度	出现 CPE 孔数	无 CPE 孔数	积累总数		死亡比	死亡率/(%)	$TCID_{50}$
			CPE 孔	无 CPE 孔			
10^{-1}							
10^{-2}							
10^{-3}							
10^{-4}							
10^{-5}							
10^{-6}							
10^{-7}							
10^{-8}							

三、病毒血凝试验和血凝抑制试验

(一)血凝试验

有些病毒表面含有血凝素,能与某些种类脊椎动物的红细胞表面受体结合,使红细胞聚集,称为血凝试验。该实验可用于判断病毒的增殖情况,并可根据红细胞凝集程度对病毒进行相对定量。

1. 材料

（1）流感病毒悬液。

（2）0.5% 鸡红细胞、生理盐水等。

（3）康氏管、试管架、1 mL 吸管、吸管架、放污染物(含消毒剂)的器皿等。

2. 方法

(1)取康氏管 10 支排列于试管架上,按表 13-3 所示,向各管中加定量生理盐水。

(2)取血凝素(流感病毒悬液)0.05 mL 加入 1 号管,吹吸混匀后吸出 0.25 mL 加至 2 号管,混匀后吸出 0.25 mL 加至 3 号管,以此类推,直至 9 号管,吸出 0.25 mL 弃去,至此完成血凝素的 2 倍系列稀释(从 1:10 直至 1:2560),10 号管为生理盐水对照管,不含血凝素。

(3)向各管加入鸡红细胞 0.25 mL,轻柔混匀,置室温静置 30 min,观察结果。

表 13-3　血凝试验　　　　　　　　　　　　　　　单位:mL

管号	1	2	3	4	5	6	7	8	9	10
生理盐水	0.45	0.25	0.25	0.25	0.25	0.25	0.25	0.25	0.25	0.25
病毒悬液	0.05	0.25	0.25	0.25	0.25	0.25	0.25	0.25	0.25	弃0.25
病毒稀释倍数	1:10	1:20	1:40	1:80	1:160	1:320	1:640	1:1280	1:2560	—
0.5%鸡红细胞	0.25	0.25	0.25	0.25	0.25	0.25	0.25	0.25	0.25	0.25

摇匀,置室温 30 min 左右观察结果

结果										
结果举例	＋＋＋＋	＋＋＋＋	＋＋＋	＋＋＋	＋＋	＋＋	＋	—	—	对照

3. 结果

(1)结果判定:注意观察试管管底,勿摇晃。

＋＋＋:红细胞呈薄层铺管底,边缘略卷曲。

＋＋:红细胞在管底呈环状,边缘有小凝块。

＋:红细胞在管底呈小圆点,边缘凝块明显。

—:红细胞沉管底呈小圆点。

血凝效价:以一个血凝单位表示。出现"＋＋"凝集的最高稀释度的病毒量为一个血凝单位(HAU)。

(2)比较各管与 10 号管(阴性对照管)的凝集程度,记录各管凝集等级,并判定病毒血凝效价。将结果记录于表 13-4。

表 13-4　血凝试验结果

管号	1	2	3	4	5	6	7	8	9	10
凝集程度										—
血凝效价										

4. 质量控制　根据本实验,你认为影响本实验结果的主要因素有 ＿＿＿＿＿＿＿＿＿＿＿

＿＿

＿＿＿＿＿＿＿＿＿＿＿＿＿＿＿＿＿＿＿＿＿＿＿＿＿＿＿＿＿＿＿＿＿＿＿＿＿＿。

(二)血凝抑制试验

表面含血凝素的病毒所引发的红细胞凝集现象被相应病毒抗体抑制,称血凝抑制。由于病毒血凝现象是被已知型别或亚型的抗体抑制的,血凝抑制试验可用于病毒型别和亚型鉴定,也可用于待测血清中相应病毒抗体含量的测定。

1. 材料

(1)试剂:1:5 稀释度免疫血清(含血凝素抗体)、4 HAU 病毒/0.25 mL、生理盐水等。

(2)0.5％鸡红细胞。

(3)康氏管、试管架、1 mL 吸管、吸管架、放污染物(含消毒剂)器皿等。

2. 方法

(1)取康氏管 10 支排列于试管架上,按表 13-5 所示,向各管加定量生理盐水。

(2)取 1：5 稀释度免疫血清 0.25 mL 加入 1 号管,吹吸混匀后吸出 0.25 mL 加至 2 号管,混匀后吸出 0.25 mL 加至 3 号管,以此类推,直至 7 号管,吸出 0.25 mL 弃去,至此完成免疫血清的系列稀释(从 1：10 直至 1：640),8 号管加 0.25 mL 血清,9 号和 10 号管分别为病毒抗原对照管和红细胞对照管,不含血清。

(3)向各管加入抗原(4HAU 病毒液)0.25 mL,10 号管为红细胞对照管,不加抗原。

(4)向各管加入 0.5％鸡红细胞 0.25 mL,轻柔混匀,置于室温 30 min,观察结果记录于表 13-5。

表 13-5　血凝抑制试验　　　　　　　　　　　　　　　　　　　　单位:mL

管号	1	2	3	4	5	6	7	8	9	10
血清稀释度	1：10	1：20	1：40	1：80	1：160	1：320	1：640	1：10 血清对照	病毒抗原对照	红细胞对照
生理盐水	0.25	0.25	0.25	0.25	0.25	0.25	0.25	0.25	0.25	0.5
1：5 血清	0.25	0.25	0.25	0.25	0.25	0.25	0.25 弃去0.25	0.25	—	—
4HAU 病毒	0.25	0.25	0.25	0.25	0.25	0.25	0.25	—	0.25	—
0.5％鸡红细胞	0.25	0.25	0.25	0.25	0.25	0.25	0.25	0.25	0.25	0.25
摇匀,置室温 30 min 观察结果										
结果										
结果举例	—	—	—	—	—	+	++	+++	—	++++	—

3. 结果　结果同血凝试验。

血凝抑制效价:能完全抑制红细胞凝集的血清的最高稀释倍数,即为血凝抑制效价。例如,以上实验血凝抑制效价为 1：80。

本次实验血凝抑制效价:＿＿＿＿＿＿＿＿＿＿＿＿＿＿＿＿＿＿＿＿＿＿＿。

第二节　病毒感染的诊断

病毒感染性疾病的病原体诊断包括从含有病毒的标本及被感染宿主的血清中检测出病毒颗粒、病毒抗原、病毒特异性抗体和核酸等,这是制订病毒感染性疾病治疗措施的关键,也是预防该类疾病流行的重要环节。

一、形态学检查

(一)电子显微镜和免疫电子显微镜检查

对含有高浓度病毒颗粒的样品,可直接运用电子显微镜(electron microscope,EM)进行观察。对不能进行组织培养或培养有困难的病毒,可应用免疫电子显微镜(immuno-electron microscope,IEM)检查,即先将标本与特异性抗血清混合,使病毒颗粒凝聚,以便于在电子显微镜下观察,以提高病毒的检出率。因此,IEM 检查比 EM 检查更为准确。从秋季腹泻患者粪便中检测病原体轮状病毒、从乙型肝炎患者血清中检测 HBV 颗粒,有助于患者的早期诊断。

(二)普通光学显微镜检查

病毒在细胞内增殖产生的致细胞病变效应(CPE),包括细胞死亡、变圆、脱落,或者形成多核巨细胞和包涵体等。病毒在细胞中复制产生的上述现象,可以通过普通光学显微镜观察,有助于病毒感染性疾病的诊断。

二、病毒蛋白抗原检查

采用免疫学和分子生物学技术(包括免疫荧光技术、酶免疫技术等),检测标本中的病毒蛋白抗原,具有敏感、特异、快速等优点。例如,使用酶联免疫吸附试验检测乙型肝炎患者血清中的乙型肝炎病毒(HBV)表面抗原(HBsAg)的含量和艾滋病患者血清中 HIV 的 gp120 抗原含量等,可为病毒感染性疾病提供诊断依据。

三、特异性抗体的检测

病毒感染机体后,诱导机体发生特异性免疫应答,产生针对病毒蛋白的特异性抗体。其中 IgM 型抗体出现时间早,在病毒感染早期即可检测到。因此,检测病毒特异性 IgM 抗体对病毒感染的早期诊断尤为重要。例如,采用酶联免疫吸附试验检测甲型肝炎患者血清中的甲型肝炎病毒特异性 IgM 抗体,是诊断甲型肝炎的重要手段(参见第十五章)。

四、病毒核酸检测

(一)核酸扩增技术

选择病毒保守区的特异性片段作为扩增的靶基因,用特异引物扩增病毒特异性序列,以诊断病毒感染。目前聚合酶链式反应(PCR)技术已发展到既能定性又能定量的水平,应用较多的是实时定量 PCR。如 HBV 和 HIV 核酸定量检测,以及 SARS-CoV-2 核酸检测等(参见第十五章)。

(二)核酸杂交技术

常用于病毒检测的核酸杂交技术有斑点杂交、原位杂交、DNA 印迹、RNA 印迹等。

(三)基因芯片技术

基因芯片技术是指将大量探针分子固定于支持物上,然后与标记的样品分子进行杂交,通过检测每个探针分子的杂交信号强度来获取样品分子数量和序列信息,是针对数以万计的 DNA 片段同时进行处理分析的技术。该技术在病毒诊断和流行病学调查方面有着广阔的应用前景。

(四)基因测序

目前对已发现病毒的全基因组测序已基本完成,可将所检测的病毒进行特征性基因序列测定,并与基因库的病毒标准序列进行对比,以达到诊断病毒感染的目的。

【知识拓展 13-1】 HSV-1 感染和免疫逃逸

▶ 思考题

1.病毒血凝试验和血凝抑制试验是否属于血清学试验?

2.男,21 岁,大三学生,因发生过不安全性行为到医院就诊,主动到当地疾病预防控制中心进行检测。诊断 HIV 感染的病原学检测有哪些?

3.为什么通常使用 Vero 细胞培养病毒?

4.病毒在细胞中增殖的鉴定指标有哪些?

(尤红娟)

知识拓展
13-1

思考题答案

Note

第十四章　病毒疫苗免疫效果评价与药敏检测

学习目标

▲**素质目标**

强化学生对疫苗在保护公共卫生健康中作用的认识；加强健康卫生意识和生物安全观念；培养团队合作精神。

▲**能力目标**

掌握酶联免疫吸附试验（ELISA）、细胞培养、病毒培养、血凝试验、中和试验、$TCID_{50}$检测等操作技能；具备无菌操作能力。

▲**知识目标**

（1）能够描述 ELISA 的步骤和意义，解释 ELISA 的原理，应用 ELISA 进行抗体或抗原检测并进行初步实验设计。

（2）能够描述中和试验、血凝试验、$TCID_{50}$试验的步骤和意义，解释相关实验的原理，分析并准确计算实验结果，得出合适的结论。

病毒感染性疾病严重威胁人类健康，威胁公共卫生和社会发展。疫苗是预防病毒感染性疾病的重要手段之一，疫苗可诱导机体产生特异性免疫，其中所诱导的中和抗体是重要的免疫效应分子，可以中和病毒的感染性，发挥抗病毒作用，从而保护机体。检查机体的中和抗体水平，有助于评价疫苗免疫效果，对选择有效疫苗、评估疫苗免疫保护效应等有重要意义。

临床上某些抗病毒药物可用于部分病毒感染性疾病的预防和治疗，但由于病毒的快速进化、抗病毒药物的滥用等，从临床样品中分离的毒株出现了耐药性状。病毒耐药试验检测，有助于指导临床合理使用抗病毒药物、检测临床耐药株流行状况。同时，亦有助于抗病毒药物的筛选，在筛选鉴定抗病毒药物方面具有重要的作用。

第一节　乙型肝炎疫苗免疫效果检测

乙型肝炎病毒（HBV）是人类乙型肝炎（简称乙肝）的病原，使用乙肝疫苗是预防 HBV 感染的重要手段。目前临床上使用的乙肝疫苗，主要是利用酿酒酵母或 CHO 细胞重组表达的 HBV 表面抗原（HBsAg）蛋白，接种后可诱导免疫系统产生抗-HBs，该抗体为中和抗体，可以中和 HBV 的感染性，从而预防 HBV 感染。

乙肝疫苗通常采用"0、1、6方案"三针免疫程序，即接种第1针后，间隔1个月及6个月分别接种第2针、第3针。接种第1针乙肝疫苗后通常只有 30% 左右的人群会产生抗-HBs；接种第2针后 90% 左右的人群产生抗-HBs；接种第3针后超过 96% 的人群可产生达到保护水平的抗-HBs。

Note

因此,可通过检测抗-HBs的水平来评估个体接种乙肝疫苗的免疫效果。

一、血清抗-HBs的定性ELISA检测

血清抗-HBs的检测方法有多种,本节介绍"间接法"。微量酶标板内已包被了HBsAg,若加入的待检血清标本中含有抗-HBs,抗-HBs即可与HBsAg结合而固定在微孔内。然后加入辣根过氧化物酶(HRP)标记的抗人IgG抗体(酶标二抗),该酶标二抗即可结合在抗-HBs上并固定在微孔内。加入显色液后,酶标二抗上所标记的HRP即可催化底物,使无色的底物变为蓝色。若加入的待检血清标本中不含抗-HBs,则不会发生显色反应。利用酶标仪检测微孔450 nm处的吸光度,即可进行定性判定。

1. 材料

(1)待检血清若干份。

(2)抗-HBs ELISA检测试剂盒:含阴性对照血清样本、阳性对照血清样本、HRP标记的抗人IgG抗体(酶标二抗)、TMB显色液A和B。

(3)ELISA洗涤液:pH 7.4磷酸盐缓冲液(PBS)等。

2. 方法

(1)采集标本:征集志愿者若干名,采集志愿者基础信息,以及乙肝疫苗接种次数、接种时间等;肘正中静脉采集外周血2 mL置于促凝采血管中,室温放置10 min后,收集上层血清,标注编号备用。或准备未知待检血清若干份,标注编号备用。

(2)加样:取出抗-HBs ELISA检测试剂盒的微量酶标板(该酶标板已包被了HBsAg),室温平衡5 min。在酶标板边缘标记"C、N、P、1、2……n",分别代表"空白对照、阴性对照、阳性对照、待检样品1……待检样品n"。在相应的孔中,分别加入100 μL的ELISA洗涤液、阴性对照血清、阳性对照血清、待检血清样品1……n。加入样品后盖上酶标板盖,于37 ℃温箱中放置30 min。

(3)洗涤:取出微量酶标板,将血清样品倾倒至加有10% 84消毒液的废液缸中,再倒置微量酶标板轻叩至吸水纸上。然后各孔加入300 μL ELISA洗涤液,室温静置2 min,将液体倾倒至加有10% 84消毒液的废液缸中,倒置微量酶标板轻叩至吸水纸上,重复3次。

(4)与酶标二抗结合:加入酶标二抗(辣根过氧化物酶标记的抗人IgG抗体)100 μL至各孔,于37 ℃温箱放置30 min。然后按上述"洗涤"步骤进行洗涤。

(5)显色:将试剂盒中的TMB显色液A和TMB显色液B等量混合,加入100 μL混合后的显色液至各孔中,于37 ℃温箱放置10 min后,各孔加入50 μL的终止液。

(6)测定:将微量酶标板置于酶标仪中,在450 nm处测定各孔的吸光度(A_{450}),记录数据进行分析。

3. 结果 观察微量酶标板各孔的颜色变化,并将酶标仪中各孔的A_{450}记录于表14-1中。

表14-1 血清抗-HBs检测各孔A_{450}记录表

样 品	空白对照C	阴性对照N	阳性对照P	待测样品1	待测样品……	待测样品n
A_{450}						
定性结论						

首先确认实验的有效性:空白对照C应无明显的蓝色,且($P_{A_{450}}-C_{A_{450}}$)≥2.1($N_{A_{450}}-C_{A_{450}}$)即"阳性对照P的A_{450}—空白对照C的A_{450}"大于或等于"阴性对照N的A_{450}—空白对照C的A_{450}"的2.1倍。符合前述条件,说明本次实验具有有效性。即可定性判定各待检样品,如(待检样品$_{A_{450}}$—$C_{A_{450}}$)≥2.1($N_{A_{450}}-C_{A_{450}}$)即可判定为"阳性",说明待检样品中含有抗-HBs抗体;如(待检样品$_{A_{450}}$—$C_{A_{450}}$)<2.1($N_{A_{450}}-C_{A_{450}}$)则判定为"阴性"。

4. 注意事项

(1)采集志愿者外周血,需要符合医学伦理审查相关要求。

(2)血清样本相关操作需要注意生物安全,相关废液等废弃物,需要消毒并按医疗废弃物处理;采血针需要弃置于锐器盒中。

(3)酶标仪使用时要先校零,然后检测各孔吸光度。

二、血清抗-HBs 的定量 ELISA 检测

ELISA 微量酶标板内壁所包被的 HBsAg 有限,所能结合的抗-HBs 也有限,若待检血清标本中含有较多的抗-HBs,多余的抗体因抗原饱和而无法结合,在定性 ELISA 检测中仅可以判为阳性,但无法对样品中的抗体含量进行更为准确的测定。因此,可以通过对阳性待检血清标本进行连续倍比稀释,然后进行 ELISA 检测,以判定呈阳性反应的最高稀释度,定量检测抗-HBs 的滴度。

1. 材料　同"血清抗-HBs 的定性 ELISA 检测"的材料。

2. 方法

(1)采集标本:同"血清抗-HBs 的定性 ELISA 检测"。

(2)标本稀释:将待检样品 1……待检样品 n,用 ELISA 洗涤液分别进行连续倍比稀释。每个待检样品,准备 8 支 1.5 mL 离心管。以"待检样品 1"为例,将离心管分别标记为"1-1、1-2、1-3、1-4……1-8"。向"管 1-2"到"管 1-8"中加入 120 μL 的 ELISA 洗涤液,向"管 1-1"中加入 240 μL"待检样品 1"血清样本。然后从"管 1-1"中吸取 120 μL 液体加至"管 1-2",混匀"管 1-2"中液体后吸取 120 μL 液体加至"管 1-3",依次倍比稀释至"管 1-8"。若设置复孔,则按复孔的数量,对倍比稀释的体积进行相应放大。

(3)加样:将步骤(2)中所稀释的各管样品,分别吸取 100 μL 加入酶标板中。

(4)洗涤、与酶标二抗结合、显色、测定等步骤,同"血清抗-HBs 的定性 ELISA 检测"。

3. 结果　观察微量酶标板各孔的颜色变化,并将酶标仪中各孔的 A_{450} 记录于表 14-2 中。

表 14-2　定量 ELISA 检测各孔 A_{450} 记录表

稀释度	样　品	待测样品 1	待测样品……	待测样品 n	空白对照 C	阴性对照 N	阳性对照 P
1	A_{450}						
	定性结果						
2	A_{450}						
	定性结果						
4	A_{450}						
	定性结果						
8	A_{450}						
	定性结果						
16	A_{450}						
	定性结果						
32	A_{450}						
	定性结果					—	—	—
64	A_{450}						
	定性结果						
128	$A450$ 值						
	定性结果						
定量结果							

同"血清抗-HBs 的定性 ELISA 检测",先确认实验的有效性,然后对待检血清标本的各稀释度的结果进行定性判定。以判定呈阳性反应的最高稀释度,作为该待检血清标本的抗-HBs 滴度,完成标本的定量检测。

4. 注意事项 倍比稀释及吸取不同样本时,注意更换微量移液器吸头。

第二节 流感病毒中和抗体检测

接种流感疫苗后,机体会产生抗流感病毒的抗体,其中起主要保护作用的是中和抗体。中和抗体可阻断流感病毒(HA)与宿主细胞受体的结合,从而有效阻断流感病毒感染。因此,疫苗接种后机体内的中和抗体水平是评估疫苗免疫保护效果的重要指标之一。本节介绍流感病毒中和抗体检测方法。

一、流感病毒 TCID$_{50}$ 测定

进行中和试验之前,需先进行病毒滴度的测定。50%组织细胞感染量(TCID$_{50}$)又称半数培养物感染剂量,通过对培养的流感病毒进行连续稀释,分别接种于 MDCK 细胞,观察致细胞病变效应(CPE)以及血凝试验结果,确定流感病毒各稀释度的细胞感染情况,计算出病毒的 TCID$_{50}$ 滴度。

1. 材料

(1)流感病毒:鸡胚尿囊培养的 H1N1(A/Puerto Rico/8/34,PR8)病毒,收获尿囊液,血凝试验测定病毒的存在,分装后于－70 ℃下冻存。

(2)犬肾上皮细胞系 MDCK 细胞、细胞培养液(含有 10%胎牛血清(FBS)的 MEM 培养液,含双抗),病毒培养液(无血清 MEM 培养液,含双抗及 1 μg/ mL TPCK 处理过的胰酶),1%豚鼠红细胞悬液(1% RBC),PBS,胰酶-EDTA 溶液(0.25%:0.02%)等。

2. 方法

(1)稀释病毒:取 1 管冻存的病毒液,用病毒培养液以 1:100 稀释。取出一块新的 96 孔细胞培养板用于病毒的连续稀释,第 1 列每孔加入 146 μL 1:100 稀释过的病毒液,其他各列每孔加入 100 μL 病毒培养液。然后从第 1 列各孔中吸取 46 μL 至第 2 列对应行的各孔中,进行连续半对数稀释至第 11 列,从第 1 列开始病毒的稀释度分别为 10^{-2}、10$^{-2.5}$、10^{-3}、10$^{-3.5}$……10^{-7},每个稀释度的病毒有 8 个复孔。最后 1 列(第 12 列)每孔加入 100 μL 的不含病毒的培养液,作为阴性对照。

(2)接种病毒:取刚培养至单层的 MDCK 细胞的 96 孔细胞培养板,弃去细胞培养液,各孔加入 200 μL 无菌的 PBS,室温放置 2 min 后弃去 PBS。将步骤(1)中稀释的病毒液,从第 12 列开始逆序加至含有 MDCK 细胞的细胞培养板的对应各孔中,每孔 100 μL,做好标记后将细胞培养板置于 33～35 ℃ CO$_2$ 细胞培养箱中 1 h,每 15～20 min 轻轻摇动一次。吸取并弃去病毒液,每孔加入 100 μL 的病毒培养液,置于 33～35 ℃ CO$_2$ 细胞培养箱中 48～72 h。

(3)观察细胞病变:在倒置显微镜下观察各孔细胞,观察 CPE 现象并记录细胞病变情况。

(4)血凝试验:从接种病毒的细胞培养板的各孔中吸取 50 μL 上清液,转至 96 孔 U 形微量血凝板对应的各孔内,每孔加入 50 μL 1%豚鼠红细胞。室温放置 30 min,观察血凝现象并记录血凝试验结果。

3. 结果

(1)细胞病变结果:在倒置显微镜下观察各孔细胞,观察 CPE 现象,并描述细胞镜下的形态特征,填入下列横线处。

阴性对照:_____。

CPE 现象:_____。

（2）血凝试验结果：观察各孔的血凝现象。阴性对照孔的红细胞应沉淀并滑入 U 形微量血凝板底部中央形成红色圆点，将微量血凝板倾斜超过 45°，红细胞沉淀可快速向下滑落形成泪滴状，出现该现象则判为阴性。如红细胞出现凝集现象，U 形微量血凝板底部中央无明显的红色圆点，该孔则判为阳性。记录血凝试验结果至表 14-3 中。

表 14-3　流感病毒血凝试验结果记录表

	1	2	3	4	5	6	7	8	9	10	11	12
A												
B												
C												
D												
E												
F												
G												
H												
稀释度	10^{-2}	$10^{-2.5}$	10^{-3}	$10^{-3.5}$	10^{-4}	$10^{-4.5}$	10^{-5}	$10^{-5.5}$	10^{-6}	$10^{-6.5}$	10^{-7}	阴性对照

注：在表中记录相应各孔的血凝试验结果，阴性记为"－"，阳性记为"＋"。

（3）$TCID_{50}$ 滴度计算：根据各孔血凝试验的结果，计算流感病毒的 $TCID_{50}$ 滴度，其公式如下：距离比例＝（高于 50％感染百分数－50％）/（高于 50％感染百分数－低于 50％感染百分数），$lg(TCID_{50})$＝lg（高于 50％感染的最高稀释度）＋距离比例×lg（稀释倍数）。

4. 注意事项

（1）按《人间传染的病原微生物目录》，流感病毒 PR8 毒株相对安全，属生物安全一级实验室即可开展实验的病原微生物，但实验过程中仍要注意生物安全，对病毒液及相关具有潜在感染性的液体和耗材等废弃物，需灭活后按生物危害废弃物处理。

（2）本实验涉及细胞培养，注意严格无菌操作。

二、流感病毒中和抗体效价测定

使用流感病毒 PR8 毒株疫苗，按程序免疫小鼠后，小鼠体内会产生针对 PR8 毒株的抗体，其中起主要保护作用的是中和抗体。中和抗体可阻断流感病毒 HA 与宿主细胞表面受体的结合，从而防止宿主细胞被病毒感染。因此，检测疫苗接种后机体内的中和抗体水平，是评估疫苗免疫保护效果的重要指标之一。

本节使用中和试验来检测中和抗体水平。以一定 $TCID_{50}$ 滴度的流感病毒，与连续倍比稀释的免疫血清作用，若免疫血清中含有足量的中和抗体，即可阻断流感病毒的感染性，将病毒与免疫血清混合液加入敏感细胞后，细胞不会被病毒感染。能够中和病毒感染性的血清最高稀释度，即为免疫血清的中和抗体效价。

1. 材料

（1）流感病毒：鸡胚尿囊培养的 H1N1（A/Puerto Rico/8/34，PR8）病毒，并经过 $TCID_{50}$ 滴度的测定。

（2）免疫血清：使用流感 PR8 毒株疫苗免疫小鼠，设立单次基础免疫组、双次加强免疫组，以及未免疫小鼠作为阴性对照组；分别采集小鼠外周血，分离得到免疫血清，分别标注为"基础免疫血清""加强免疫血清""阴性对照血清"。并设立已经过中和试验检测过的"阳性对照血清"。

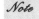

(3)细胞、细胞培养液、血凝试验试剂、材料:同"流感病毒 $TCID_{50}$ 测定"。

2. 方法

(1)稀释病毒:根据 $TCID_{50}$ 试验结果,计算并稀释病毒至每 $50 \mu L$ 含 100 个 $TCID_{50}$ 滴度的病毒。

(2)稀释免疫血清:取无菌空白的 96 孔细胞培养板,在 A 行的第 1～4 孔加入 $100 \mu L$ 1:10 稀释的"基础免疫血清",第 5～8 孔加入 $100 \mu L$ 1:10 稀释的"加强免疫血清",即免疫血清均设立 4 个复孔;第 9～10 孔,分别加入 $100 \mu L$ 1:10 稀释的"阴性对照血清"和"阳性对照血清",第 11 孔加入 $100 \mu L$ 作为"空白对照";在 B～H 行的余下各孔中加入 $50 \mu L$ PBS。然后从 A 行各孔中吸取 $50 \mu L$ 液体,加至 B 行对应的各孔中,充分混匀,以此类推至 H 行。

(3)病毒与血清体外作用:在步骤(2)的 96 孔细胞培养板中,分别加入 $50 \mu L$ 病毒液,内含 100 个 $TCID_{50}$ 滴度的病毒。将病毒血清混合液混匀后,室温孵育 1 h。

(4)准备 MDCK 细胞:准备已长成单层 MDCK 细胞的 96 孔细胞培养板,弃去细胞培养液,用 PBS 漂洗细胞 2 次。

(5)病毒血清混合液接种细胞:将病毒血清混合液吸取 $50 \mu L$,加至 96 孔细胞培养板相应的孔中。做好标记后将 96 孔细胞培养板置于 33～35 ℃ CO_2 培养箱中 1 h,每 15～20 min 轻轻摇动一次。吸取并弃去病毒液,每孔加入 $100 \mu L$ 的病毒培养液,置于 33～35 ℃ CO_2 培养箱中 72 h。

(6)观察细胞病变:在倒置显微镜下观察各孔细胞,观察 CPE 现象并记录细胞病变情况。

(7)血凝试验:从接种病毒的 96 孔细胞培养板中的各孔吸取 $50 \mu L$ 上清液,转至 96 孔 U 形微量血凝板对应的各孔内,每孔加入 $50 \mu L$ 1‰豚鼠红细胞。室温放置 30 min,观察血凝现象并记录血凝试验结果。

3. 结果

(1)观察细胞病变情况和血凝试验结果,观察方法同"流感病毒 $TCID_{50}$ 测定"。记录结果于表 14-4 中。

表 14-4　血凝试验结果及中和效价记录表

稀释度		基础免疫血清（共 4 个复孔）				加强免疫血清（共 4 个复孔）				阴性对照	阳性对照	空白对照
		1	2	3	4	5	6	7	8	9	10	11
20	A											
40	B											
80	C											
160	D											
320	E											
640	F											
1280	G											
2560	H											

注:在表中记录相应各孔的血凝试验结果,阴性记为"—",阳性记为"+"。

(2)中和效价的计算:根据各孔血凝试验结果,首先确认实验的有效性。其中,阴性对照组和空白对照组因无中和抗体,病毒可以有效感染细胞,血凝试验应为阳性;阳性对照组血清中含有中和抗体,在一定的稀释度内,有足够的中和抗体中和病毒的感染性,血凝试验会出现阴性结果。然后根据单次基础免疫组和双次加强免疫组各孔的血凝试验结果,中和效价为血凝试验阴性的最高稀释度。各组 4 个复孔的中和效价取平均值,即为该组的中和效价。根据实验结果,可以比较单次基础免疫和双次加强免疫的免疫效果。

【知识拓展 14-1】"疫苗犹豫"对公共卫生安全的危害

知识拓展
14-1

Note

第三节　抗流感病毒药物的有效浓度测定及病毒耐药检测

目前应用于临床的抗流感病毒药物有金刚烷胺、奥司他韦等。金刚烷胺类药物可抑制流感病毒离子通道蛋白 M2 活性,通过阻断流感病毒的脱壳过程,发挥抗流感病毒作用。但近年来临床分离的流感病毒,存在一定比例的耐金刚烷胺的毒株。进行抗流感病毒药物的有效浓度测定及病毒耐药检测,有助于检测病毒的耐药性,指导调整临床用药。

将抗流感病毒药物金刚烷胺,按一定浓度进行倍比稀释,与一定量的流感病毒,共同加入敏感细胞 MDCK 细胞中进行培养。通过检测各药物浓度的病毒复制滴度,可以绘制基于"药物浓度-病毒复制滴度"的量效曲线,即可计算出金刚烷胺的半数有效剂量 IC_{50}。

1. 材料

(1)金刚烷胺:用无菌纯水充分溶解,配制成 10 mg/mL,4 ℃保存备用。

(2)流感病毒、细胞、细胞培养液,血凝试验试剂、材料:同第二节"流感病毒中和抗体效价测定"。

2. 方法

(1)稀释药物:用病毒培养液将金刚烷胺溶液稀释至 100 μg/mL,将该浓度设为 2^0 稀释度,随后连续倍比稀释 2^{-1}、2^{-2}、2^{-3}……2^{-10}。

(2)准备 MDCK 细胞:准备已长成单层 MDCK 细胞的 96 孔细胞培养板,弃去细胞培养液,用 PBS 漂洗细胞 2 次。

(3)病毒吸附:将步骤(2)处理后的 96 孔细胞培养板,A~D 行各孔加入 50 μL 100 个 $TCID_{50}$ 滴度的 PR8 病毒,E~H 行各孔加入 50 μL 100 个 $TCID_{50}$ 滴度的耐金刚烷胺 PR8 病毒。将 96 孔细胞培养板置于 33~35 ℃ CO_2 细胞培养箱中 1 h,每 15~20 min 轻轻摇动一次,吸取并弃去病毒液。

(4)药物作用下的病毒培养:将步骤(3)处理后的 96 孔细胞培养板,第 1~11 列各孔分别加入 100 μL 稀释度 2^0、2^{-1}、2^{-2}……2^{-10} 的药物溶液;第 12 列各孔中加入 100 μL 不含病毒的病毒培养液,作为阴性对照。置于 33~35 ℃ CO_2 细胞培养箱中 72 h。

(5)血凝试验:从接种病毒的 96 孔细胞培养板中的各孔吸取 50 μL 上清液,转至 96 孔 U 形微量血凝板对应的各孔内,每孔加入 50 μL 1‰豚鼠红细胞。室温放置 30 min,观察血凝现象并记录血凝试验结果,计算金刚烷胺最小抑制浓度(MIC)。

(6)$TCID_{50}$ 检测:从接种病毒的 96 孔细胞培养板中的各孔吸取 50 μL 上清液,进行病毒 $TCID_{50}$ 滴度的检测(参见本章第二节"流感病毒 $TCID_{50}$ 测定"),计算金刚烷胺的半数抑制剂量 (IC_{50})。

3. 结果

(1)金刚烷胺的最小抑制浓度(MIC)计算:将各孔的血凝试验结果记录于表 14-5 中,其中血凝试验阴性的药物最低浓度,即为金刚烷胺的 MIC 值。

表 14-5　各孔血凝试验结果记录表

	1	2	3	4	5	6	7	8	9	10	11	12
A												
B												
C												
D												

续表

	1	2	3	4	5	6	7	8	9	10	11	12
E												
F												
G												
H												
药物浓度/(μg/mL)	100	50	25	12.5	6.25	3.13	1.56	0.78	0.39	0.20	0.10	0

注:在表中记录相应各孔的血凝试验结果,阴性记为"－",阳性记为"＋"。

结果计算:

金刚烷胺对流感病毒 PR8 毒株的最小抑制浓度(MIC)为(　　　)μg/ mL;

金刚烷胺对耐金刚烷胺的 PR8 毒株的最小抑制浓度(MIC)为(　　　)μg/ mL。

(2)金刚烷胺的半数抑制剂量(IC_{50}):将各孔的 $TCID_{50}$ 结果记录于表 14-6 中,并根据结果在图 14-1 中绘制量效曲线,计算金刚烷胺的半数抑制剂量(IC_{50})。

表 14-6　流感病毒 $TCID_{50}$ 测定结果记录表

	1	2	3	4	5	6	7	8	9	10	11	12
A												
B												
C												
D												
E												
F												
G												
H												
药物浓度/(μg/mL)	100	50	25	12.5	6.25	3.13	1.56	0.78	0.39	0.20	0.10	0

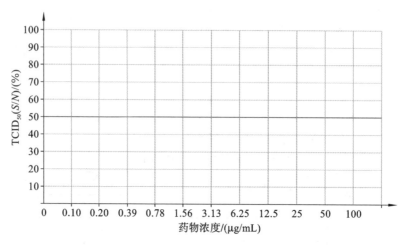

图 14-1　基于"药物浓度-病毒复制滴度"的量效曲线(空白)

根据表 14-6 的数据，在图 14-1 中绘制基于"药物浓度-病毒复制滴度"的量效曲线。其中纵坐标为 $TCID_{50}$ 滴度，以阴性对照组（即药物浓度为 0）的 $TCID_{50}$ 滴度（N）作为 100%，将不同药物浓度（横坐标）下样本的 $TCID_{50}$ 滴度（S）与阴性对照组 $TCID_{50}$ 滴度（N）的比值（S/N）标出，绘制出量效曲线。与阴性对照组 $TCID_{50}$ 滴度的 50% 相交的药物浓度，即为金刚烷胺的半数抑制剂量（IC_{50}）。

结果计算：

金刚烷胺对流感病毒 PR8 毒株的半数抑制剂量（IC_{50}）为（　　　）$\mu g/mL$；

金刚烷胺对耐金刚烷胺的 PR8 毒株的半数抑制剂量（IC_{50}）为（　　　）$\mu g/mL$。

知识拓展
14-2

【知识拓展 14-2】　抗流感病毒药物作用机制

思考题

1. 使用 ELISA 检测抗-HBs 时，设置空白对照、阴性对照、阳性对照的意义是什么？

2. 定量 ELISA 中，根据样本中抗-HBs 的滴度，结合标本来源基本信息中的乙肝疫苗接种次数与接种时间，我们可以得到什么启示？

3. ELISA 检测时可考虑设置复孔，其意义是什么？

4. 在培养流感病毒时，CO_2 培养箱的温度设为 33～35 ℃，其原因是什么？

5. 在培养流感病毒时，病毒培养液中加有 TPCK-胰酶，其作用是什么？

6. 除了金刚烷胺类药物外，奥司他韦也是临床常用的抗流感病毒药物，其作用机制是什么？

思考题答案

（王革非　谷李铭）

第十五章　常见病毒的检测与感染诊断

扫码看 PPT

> ## 学习目标
>
> ▲素质目标
>
> 　　培养生物安全意识、责任意识与规则意识;培养辩证思维能力、科学精神,以及创新精神、团队合作精神。
>
> ▲能力目标
>
> 　　掌握各实验项目的实验技能;具备各实验项目结果的综合分析能力。
>
> ▲知识目标
>
> 　　(1)掌握乙型肝炎病毒感染的检测指标、检测方法和各指标的临床意义。
>
> 　　(2)熟悉甲型和丙型肝炎病毒感染的检测指标、检测方法和各指标的临床意义;熟悉人类免疫缺陷病毒抗体检测方法及意义。
>
> 　　(3)了解人乳头瘤病毒感染的检测方法和分型方法;了解 TORCH 的检测指标和相应指标的检测方法;了解新型冠状病毒感染的检测指标和检测方法。

　　病毒感染的检测内容包括病毒分离培养、形态学观察、抗原检测、核酸检测和病毒感染后抗体检测等。对于不同的病毒,根据疾病的不同时期、检测目的以及实验室条件可以选择不同的检测方法和手段。本章列举病原体感染相应指标的1～2种方法供大家学习和参考。

第一节　肝 炎 病 毒

　　人类肝炎病毒主要包括甲型、乙型、丙型、丁型和戊型肝炎病毒。对于甲型肝炎病毒(HAV)感染,主要是检测抗-HAV 抗体,包括 IgM 和 IgG。对于乙型肝炎病毒(HBV)感染,主要通过检测抗原抗体系统(俗称"乙肝两对半")达到诊断目的,同时,HBV 核酸检测也是监测 HBV 感染以及评价治疗效果的重要手段。丙型肝炎病毒(HCV)感染后可以诱导机体产生抗体,因此,对于 HCV 感染,主要是检测抗-HCV,也可以检测病毒核酸。

一、抗-HAV IgM 检测

　　HAV 感染的微生物检查主要是血清学检查,包括检测抗-HAV IgM 和抗-HAV IgG,目前常用 ELISA 进行检测。其中,抗-HAV IgM 是判断甲型肝炎病毒早期感染的重要指标,其检测常用"捕获法"。该方法以抗人 IgM 抗体(抗人 μ 链)作为固相抗体,加入标本后,其中的 IgM 类抗体(特异性的和非特异性的)即可被固相抗体捕获,再加入特异性抗原,其可与固相上捕获的 IgM 抗体结合,再加入酶标记的特异的抗体,最后加入底物显色。

1. 材料 抗-HAV IgM 抗体检测试剂盒、微量移液器、吸头、吸水纸和酶标仪等。

2. 方法

(1)平衡:将试剂盒取出,平衡至室温(18～25 ℃)。

(2)配液:浓缩洗涤液用蒸馏水或去离子水按比例 1∶19 稀释后使用。

(3)稀释样品:将待检样品用稀释后的洗涤液按比例 1∶1000 进行稀释,混匀待用。

(4)加样:将板条固定于支架上,每板应设阴性对照、阳性对照、空白对照。将稀释后的待测血清、阴性对照和阳性对照各 100 μL 加于相应孔中。

(5)温育:充分混匀,加上封板膜,置于 37 ℃温育 30 min。

(6)洗涤:弃去孔内液体,将稀释后的洗涤液注满各孔,静置 30～60 s,弃去孔内洗涤液。重复洗 6 次后拍干。

(7)加抗原及酶标记抗体:空白对照孔不加任何液体,其余孔加入抗原 50 μL,再加入酶标记抗体 50 μL。

(8)温育:充分混匀,加上封板膜,置于 37 ℃温育 30 min。

(9)洗涤:弃去孔内液体,将稀释后的洗涤液注满各孔,静置 30～60 s,弃去孔内洗涤液。重复洗 6 次后拍干。

(10)显色:每孔加入底物缓冲液 50 μL,再加入底物液 50 μL,振荡混匀,置于 37 ℃温育 15 min。

(11)终止:每孔加终止液 50 μL,轻拍混匀。

(12)测定:用酶标仪读值,在波长 450 nm 下,用空白孔校零,再读取各孔 OD 值。

3. 结果

(1)对照标准:空白对照孔 OD 值<0.08(校零前),阴性对照孔 OD 值≤0.1,阳性对照孔 OD 值≥0.5。

(2)临界值(C.O.)=0.10+阴性对照孔 OD 值(备注:阴性对照孔 OD 值小于 0.05 时按 0.05 计算,大于 0.05 按实际值计算)。

(3)结果判断:样品 OD 值≥临界值(C.O.)为抗-HAV IgM 阳性,样品 OD 值<临界值(C.O.)为抗-HAV IgM 阴性。

(4)结果及记录:将结果记录于表 15-1 中。

表 15-1 抗-HAV IgM 检测结果

样品孔	空白对照	阴性对照	阳性对照	待检样品
OD 值				

临界值(C.O.)= _____;待检样品检测结果为 _____。

4. 注意事项

(1)洗涤时各孔均须加满,防止孔口内有游离酶未洗净。

(2)加试剂前应将试剂瓶翻转数次,使液体混匀。滴加时瓶身应保持垂直,以使试剂准确滴入孔中,注意勿将试剂滴在孔壁上。

(3)所有样品都应按传染源进行处理。

二、HBV 感染"两对半"检测

HBV 感染"两对半"指 HBV 表面抗原(HBsAg)、HBV 表面抗体(抗-HBs)、HBV e 抗原(HBeAg)、HBV e 抗体(抗-HBe)、HBV 核心抗体(抗-HBc)五项指标,是目前常用的 HBV 感染检测的血清标志物,是判断 HBV 感染与粗略估计病毒复制水平的初步指标。各项指标的检测方法有多种,本节介绍一种常用方法。

HBsAg 检测:采用 ELISA"双抗体夹心法"。用抗-HBs 包被板条,用 HRP 标记抗-HBs 为酶标记物,以四甲基联苯胺(TMB)和过氧化物为底物。当标本中存在 HBsAg 时,该表面抗原与包被的抗-HBs 结合,并与抗-HBs-HRP 结合形成抗-HBs-HBsAg-抗-HBs-HRP 复合物,加入 TMB 底物产生显色反应,反之则无显色反应。在实验结束时,有颜色变化的,提示有 HBsAg 存在;无颜色或颜色变化较小的,则提示不存在 HBsAg。

抗-HBs 检测:采用 ELISA"双抗原夹心法"。用 HBsAg 包被反应板,用 HRP 标记 HBsAg 为酶标记物,以 TMB 和过氧化物为底物。当标本中存在抗-HBs 时,该抗体与包被的 HBsAg 结合并与酶结合物形成 HBsAg-抗-HBs-HBsAg-HRP 复合物,洗去游离反应物,加入显色剂,将有明显颜色变化;当标本中没有抗-HBs 时,加入底物后没有或只有较小的颜色变化。

HBeAg 检测:采用 ELISA"双抗体夹心法"检测。

抗-HBe 检测:采用 ELISA"中和竞争法"。用抗-HBe 包被板条,用 HRP 标记的抗-HBe 为酶标记物,以 TMB 和过氧化物为底物。加入待测标本,同时加入 HBeAg 和抗-HBe-HRP,当标本中抗-HBe 含量较高时,标本中抗-HBe 与 HBeAg 和抗-HBe-HRP 结合后形成的游离物被洗涤掉,加入 TMB 底物时显色浅,反之则显色深。实验结束,无颜色或颜色变化较小的,提示有抗-HBe 存在,显色深时,则提示不存在抗-HBe。

抗-HBc 检测:采用 ELISA"竞争抑制法"。用 HBcAg 包被板条,用 HRP 标记的抗-HBc 为酶标记物,以 TMB 和过氧化物为底物。加入待测标本,同时加入抗-HBc-HRP,与抗原形成竞争结合,当标本中抗-HBc 含量较高时,抗-HBc-HRP 与 HBcAg 结合少,加入 TMB 底物时显色浅,反之显色深。在实验结束时,无颜色或颜色变化较小的,提示有抗-HBc 存在,显色深时,则提示不存在抗-HBc。

1. 材料

(1)HBV 感染"两对半"定性检测试剂盒。

(2)洗板机、酶标仪、微量振荡器、微量移液器、吸头、吸水纸等。

2. 方法

1)HBsAg 检测

(1)准备实验所需反应孔,每块测试板均需要设空白孔 1 孔、阴性对照孔 1 孔、阳性对照孔 1 孔、质控(最低值)孔 1 孔。

(2)样品(阴性、阳性、质控)各 100 μL 加入各自对应的反应孔中,封板、温育 30~40 min。

(3)加酶结合物 1 滴(瓶身垂直滴加,挤掉前面气泡成分)振荡混匀 30 s,温育 30 min。

(4)洗板 10 次(最好中间有一次手动拍板),蒸馏水冲洗 3~5 遍,拍干。

(5)加显色剂 A、B 液各 1 滴,避光显色 15 min,加终止液 1 滴,酶标仪上比色或肉眼观察。

2)抗-HBs、HBeAg、抗-HBe、抗-HBc 检测 此四项具体操作步骤大致相同,均为"一步法",具体操作如下。

(1)取所需反应孔,加样 50 μL。

(2)加各自对应酶结合物 1 滴(约 50 μL),振荡,充分混匀,温育 30 min。

(3)洗板 5 次,流水冲洗 1~2 遍,拍干。

(4)加显色剂 A、B 液各 1 滴(约 50 μL),避光显色 15 min,加终止液 1 滴,酶标仪上比色或肉眼观察。

3. 结果

(1)临界值(C.O.):阴性对照孔 OD 值×2.1(阴性对照孔 OD 值小于 0.05 按 0.05 计算,大于 0.05 则按实际值算)。

(2)结果判读(酶标仪):样本 OD 值大于临界值(C.O.)为阳性,小于临界值(C.O.)为阴性。

(3)结果判读(肉眼):根据结果完成表 15-2 的选择和填写。

表 15-2　HBV 血清学检测结果

检测项目	颜　色	结果（阳性、阴性）
HBsAg	蓝色	
	不显色	
抗-HBs 或 HBeAg	蓝色	
	不显色	
抗-HBe 或抗-HBc	蓝色	
	不显色	

4. 注意事项

（1）标本尽量新鲜，血清待完全析出，避免使用溶血或有污染的标本。

（2）确保加样量准确，使用微量移液器手工加样时，每次应该更换吸头吸取样本。

（3）用滴瓶滴加时，请先摇匀，并弃去 1～2 滴后垂直匀速滴加，避免将其内的液体触到或溅到微孔边缘，尤其是酶结合物。

（4）封板胶纸和吸水纸不能重复使用。

【知识拓展 15-1】　各类 ELISA 检测原理示意图

知识拓展
15-1

三、HBV DNA 定量检测

采用 PCR-荧光探针法。选取 HBV 基因组中一个相对保守的区域，设计一对特异性引物和一个寡聚核苷酸荧光探针，在样本核酸纯化之后采用实时荧光 PCR 对病毒 DNA 进行定量检测。该法采用 Taqman 荧光探针技术，其试剂比常规 PCR 试剂多一个寡聚核苷酸探针，该探针带有一个荧光发光基团和一个荧光淬灭基团，完整的探针在特定光源激发下，发光基团产生的荧光被淬灭基团全部吸收，样品无荧光。在 PCR 过程中，Tag 酶在延伸 DNA 链的同时，可通过自身的 5′端到 3′端核酸外切酶活性降解与模板结合的特异性荧光探针，使荧光报告基团与淬灭基团分离，分离后的荧光报告基团在特定光源激发下产生荧光。监测整个 PCR 过程荧光信号的变化，最后通过标准曲线对未知模板进行定量分析。

1. 材料　HBV 核酸测定试剂盒（PCR-荧光探针法）、荧光定量 PCR 仪、移液器、吸头、生物安全柜、高压蒸汽灭菌器等。

2. 方法

（1）DNA 提取（样本制备区）：将待测样本、HBV 阳性定量参考品、HBV 阴性质控品、HBV 强阳性质控品、HBV 临界阳性质控品进行同步处理。

①取 200 μL 样品，加入 450 μL DNA 提取液Ⅰ和 4 μL 的内标溶液，用振荡器剧烈振荡混匀 15 s，瞬时离心数秒，100 ℃恒温处理 10 min。

②以 12000 r/min 离心 5 min，备用。

（2）PCR 试剂准备（试剂准备区）：单管单人份的直接使用 HBV-PCR 反应管，大包装的按比例（HBV PCR 反应液 27 μL/（人·份）＋Tag 酶 3 μL/（人·份））取相应量的 PCR 反应液及 Taq 酶，充分混匀后按 30 μL/管分装至各仪器适用的 PCR 反应管中备用。

（3）加样（样本制备区）：往上述 HBV 反应管中用带滤芯的吸头分别加入提取后的待测样本核酸、HBV 阴性质控品、HBV 强阳性质控品、HBV 临界阳性质控品和 HBV 阳性定量参考品的上清液各 20 μL。盖紧管盖，以 8000 r/min 离心数秒后转移至扩增检测区。

（4）PCR 扩增（扩增和产物分析区）：以 ABI 7500 仪器为例。

打开"Setup"窗口，按样本对应顺序设置阴性质控（NTC）、阳性质控以及未知样本（Unknow）、阳性定量参考品（Standard），并在"Sample Name"一栏中设置样本名称。探针检测模式设置如下。

Reporter Dye 1:FAM,Quencher Dye 1:none;Reporter Dye 2:VIC,Quencher Dye 2:none;Passive Reference:Rox。打开"instrument"窗口,设置循环条件如下:93 ℃ 2 min;93 ℃ 45 s→55 ℃ 60 s (10个循环);93 ℃ 30 s→55 ℃ 45 s(30个循环)。保存文件,运行程序。

3. 结果

1)结果保存 反应结束后自动保存结果,根据分析后图像调节 Baseline 的 Start 值、End 值以及 Threshold 值(实验者可根据实际情况自行调整,Start 值可设为 3～15,End 值可设为 5～20,在 Log 图谱窗口设置 Threshold 的 Value 值,使基线位于扩增曲线指数期,调整阴性质控品的扩增曲线,平直或低于阈值线),点击"Analysis"自动获得分析结果,在"Report"界面查看结果,记录未知样本 DNA 拷贝数值 C(copies)。

2)结果判断

(1)每次实验均需检测 HBV 阴性质控品,HBV 强阳性质控品,HBV 临界阳性质控品,质控品结果满足质量控制要求时方可进行检测结果的判定。

①阳性结果判定标准:在 FAM 检测通道扩增曲线有对数增长期且循环阈值(cycle threshold,Ct 值,是荧光定量 PCR 中扩增产生的荧光信号到达设定的检测阈值时所经历的循环数)小于 30。

②阴性结果判定标准:在 FAM 检测通道扩增曲线无明显对数增长期或 Ct 值等于 30,在 VIC 检测通道扩增曲线有对数增长期。

③HBV 阳性定量参考品:FAM 通道有明显的对数增长期,呈典型 S 形曲线,Ct 值<30,且 R^2>0.98。

(2)如果在 FAM 检测通道扩增曲线无明显对数增长期或 Ct 值等于 30,在 VIC 检测通道扩增曲线有对数增长期,则判为样品的 HBV DNA 浓度低于检测灵敏度。

(3)如果在 FAM 检测通道扩增曲线有对数增长期且 Ct 值小于 30,则按以下方法判断。

①若样品的 $C<100$,则该样品的 HBV DNA 浓度<100 IU/mL。

②若样品的 $100 \leqslant C \leqslant 5.00 \times 10^8$,则该样品的 HBV DNA 浓度=$C$ IU/ mL。

③若样品的 $C>5.00 \times 10^8$,则该样品的 HBV DNA 浓度大于 5×10^8 IU/ mL。如果需要精确定量结果,可将样品用阴性质控品稀释到线性范围后再检测。则该样品的 HBV DNA 浓度=($C \times$ 稀释倍数)IU/mL。

4. 注意事项

(1)PCR 检测试剂使用前要完全解冻。

(2)应将试剂盒内质控品等组分作为潜在传染源对待,避免接触到皮肤和黏膜,建议样本处理操作在可防止气雾外流的生物安全柜中进行,样本制备区所用过的试管、吸头需放入盛有消毒剂的容器,并与废弃物一起灭菌后方可丢弃,样本操作和处理均需符合相关法规要求。

(3)实验室管理应严格按照 PCR 基因扩增实验室的管理规范,实验过程严格分区进行(试剂准备区、样本制备区、扩增和产物分析区),使用经高压蒸汽灭菌的一次性离心管和吸头或购买无 DNA 酶、RNA 酶的离心管和吸头。

(4)实验完毕用 10%次氯酸或 75%乙醇处理工作台和移液器,然后用紫外线灯照射 20～30 min。

四、HCV 抗体检测(胶体金法)

本实验用胶体金标记的 HCV 抗原作为标记物,把 HCV 抗原和抗-HCV 分别包被在硝酸纤维素膜检测线(T)和质控线(C)处,用双抗原夹心胶体金法原理检测人血清中的抗-HCV。当待检标本中含抗-HCV 时,抗-HCV 与金标记 HCV 形成抗-HCV-金标记 HCV 复合物并在层析作用下向前移动,与包被在硝酸纤维素膜检测线处的 HCV 抗原形成 HCV-抗-HCV-金标记 HCV 复合物,在检测线处出现一条肉眼可见的紫红色沉淀线(检测线)。金标记 HCV 或抗-HCV-金标记 HCV

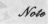

复合物在层析作用下继续向前移动,与硝酸纤维素膜质控线处包被的抗-HCV 结合形成抗-HCV-金标记 HCV 复合物或抗-HCV-金标记 HCV-抗-HCV 复合物,在质控线(C)处出现一条紫红色沉淀线(质控线)。根据质控线是否出现判断检测是否有效,检测线是否出现判断待测标本中是否含有抗-HCV(图 15-1)。

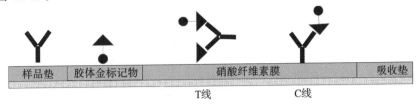

图 15-1 双抗原夹心胶体金法实验原理
Y—抗-HCV; ●—金标记 HCV; ▶—HCV 抗原

1. 材料 HCV 抗体金标记测试条、镊子等。

2. 方法

(1)取静脉血,静置使其自然收缩,离心得血清。血清样本在 2~8 ℃冰箱中存放最好不超过 3 天,若不能及时检测应在 −20 ℃冻存。

(2)把测试条和样本预先平衡至室温(20~30 ℃)。测试条打开包装后需在 1 h 内使用,不可久置。

(3)打开铝箔袋,取出测试条,放在台面上。

(4)用吸管加一滴(约 25 μL)样本于测试条指示箭头下端的加样处,随即滴加 2 滴样本稀释液(约 100 μL)。

(5)10~20 min 观察结果,20 min 后结果无效。

3. 结果 根据实验原理,请对图 15-2 实验结果做出判断,并把结果填在括号里(阳性、阴性等)。

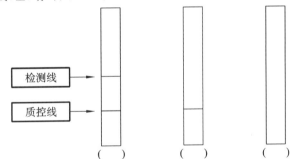

检测线
质控线
(   )   (   )   (   )

图 15-2 HCV 抗体检测(胶体金法)结果

4. 注意事项

(1)打开密封袋后,请勿将试纸条置于空气中过久,以免受潮。

(2)检测过程中接触的血液样品,应按传染病实验室检测规程操作和处理。

第二节 人类免疫缺陷病毒

人类免疫缺陷病毒(HIV)是引起人类获得性免疫缺陷综合征(AIDS)的病原体。HIV 感染的微生物学检测主要包括 HIV 抗体检测、HIV 抗原检测、核酸检测和病毒分离培养。对于 HIV 的早期感染,可以用 ELISA 检测 p24,用于 HIV 抗体不确定或窗口期的辅助诊断。病毒核酸检测常采用定量 RT-PCR 法测定血浆中 HIV RNA 的拷贝数(病毒载量),用于判断新生儿感染、监测疾病进展和评价抗病毒治疗效果。PCR 法还可检测感染细胞中的 HIV 前病毒 DNA,用于诊断血清

Note

阳转前的急性感染。常用 ELISA 检测 HIV 抗体作为初筛检测,再用蛋白质印记法(Western blot,WB)进行确认。病毒分离培养临床上不常用。

一、HIV 核酸检测(定性检测)

1. 材料

(1)核酸提取纯化、逆转录、PCR 所需的试剂:RNA 提取试剂盒、细胞裂解缓冲液、蛋白酶 K、TAE 缓冲液、逆转录酶及其缓冲液、RNA 酶抑制剂、PCR 反应缓冲液、dNTPs、Taq 酶等。

(2)引物:以检测为目的一般使用 HIV gag 和(或)pol 和(或)env 和(或)其他基因区的引物。在进行 RNA 逆转录时可使用扩增的下游特异性引物或随机引物,可参考文献的引物序列或自行设计引物,应尽量涵盖常见的 HIV 毒株。

2. 方法

1)检测 检测血浆或血清样品使用 RT-PCR 法,检测血细胞样品使用 PCR 法,一般使用套式 PCR 法扩增两轮。除待测样品外,还应设立阳性、阴性对照和空白对照。阳性对照:与待测样品同质、含有目的基因片段的标本。阴性对照:与待测样品同质、不含有目的基因片段的标本。空白对照:不含模板的扩增试剂。

2)扩增目的基因片段

(1)样品的采集和处理:严格按艾滋病管理程序进行全血、血清或抗凝血样品采集。

(2)核酸提取:严格按照商用试剂盒说明书操作。提取 RNA 时应注意防止 RNA 降解。RNA 和需长期保存的 DNA 应冻存在 -80 ℃环境中。

(3)逆转录合成 cDNA(以 GIBICOL 公司的 SuperScript™ Preamplification System for First Strand cDNA Synthesis 试剂盒为例)。

①在 0.5 mL 微量离心管中,加入总 RNA 1～5 μg,补充适量的 DEPC H20 使总体积达 11 μL。在管中加 10 μmol/L Oligo(dT)12～181 μL,轻轻混匀、离心。

②70 ℃加热 10 min,立即将微量离心管插入冰浴中至少 1 min,然后加入下列试剂的混合物:10×PCR buffer 2 μL;25 mmol/L MgCl$_2$ 2 μL;10 mmol/L dNTP mix 1 μL;0.1 mol/L DTT 2 μL;轻轻混匀、离心。42 ℃孵育 2～5 min。

③加入 SuperScript Ⅰ 1 μL,在 42 ℃水浴中孵育 50 min。

④于 70 ℃加热 15 min 以终止反应。

⑤将微量离心管插入冰中,加入 RNase H 1 μL,37 ℃孵育 20 min,降解残留的 RNA。-20 ℃保存备用。

(4)PCR 扩增:

①取 0.5 mL PCR 管,依次加入下列试剂:第一链 cDNA 2 μL;上游引物 2 μL;下游引物 2 μL;dNTP(2 mmol/L) 4 μL;10×PCR buffer 5 μL;Taq 酶 1 μL。加入适量的 ddH$_2$O,使总体积达 50 μL。瞬时离心混匀。

②设定 PCR 程序。在适当的温度参数下扩增 28～32 个循环。

3)扩增产物电泳分析 根据参数分子量大小选择合适的琼脂糖凝胶进行核酸电泳,与分子量标准比较,判断扩增片段是否在预期的分子量范围内。

3. 结果

(1)实验成立的条件:所有的标本都应做双份平行检测,阳性结果还要用扩增另外一个基因区的一对引物进行进一步检测。每次检测都至少同时做两个阳性对照和两个阴性对照,只有在阳性对照扩增出预期的片段、阴性对照没有扩增片段、双份平行标本结果一致的情况下,实验才成立。标本的任何两个基因区(env 和 gag,或 env 和 pol,或 gag 和 pol,或其他两种基因组合)呈阳性才能判定为阳性结果。

(2)HIV 核酸检测阴性:只可报告本次实验结果阴性。

(3)HIV 核酸检测阳性:可作为诊断 HIV 感染的辅助指标,不单独用于 HIV 感染的诊断。

4.注意事项

(1)生物安全:必须符合艾滋病实验室的通用生物安全要求。

(2)严格执行分区制度:按照要求严格进行实验室分区;各区域只用于特定的操作,不得从事其他工作。

(3)仪器和材料的专用制度:仪器、材料等均应按工作区域进行标识,不得交叉混用。

(4)为防止污染,样品及其扩增产物等实验材料,实验器材(容器、板架),以及实验服、帽子、口罩、手套、鞋套、试剂、记录纸、笔等只能从扩增前区流向扩增后区,即从试剂准备区→样品处理区→扩增区→扩增产物分析区,不得逆向流动。

(5)废弃物处理制度:所有废弃物应按照 HIV 污染物品处理,由专人按特定程序和方法进行清洁和消毒。

(6)样品在生物安全柜内操作,每名实验人员、每个实验组分别使用各自的试剂及耗材。

二、HIV 感染确证试验(WB)

先将 HIV 蛋白进行 SDS-PAGE 电泳,由于蛋白质分子大小不同而分离开来,再把这些已分离的不同蛋白质带转移到硝酸纤维素膜上,再用酶免疫法检测 HIV 抗体。由于每一条硝酸纤维素膜上均含有经电泳分离的 HIV 抗原,若有相应抗体就会与硝酸纤维素膜条上的抗原带发生特异性结合。再与酶标记抗人 IgG 发生反应,在底物作用下,硝酸纤维素膜条带上呈现紫色产物。

1.材料　HIV 抗体免疫印迹试剂盒、镊子、分析槽等。

2.方法

(1)准备试剂:配制洗涤液、印迹缓冲液、酶工作液。

(2)湿润膜条:用镊子从塑料管中小心取出所需的硝酸纤维素膜条,其中包括 3 条对照膜条(强阳性对照、弱阳性对照、阴性对照各 1 条),并且将有编号的膜面向上放入分析槽中,随后加入 2 mL 洗涤液,室温(22～28 ℃)振荡浸泡至少 5 min,然后吸干槽内液体。

(3)加样:每槽中加入 2 mL 印迹缓冲液和 20 μL 待检标本或对照。

(4)孵育:盖上盖子,室温振荡 1 h(也可采用室温振荡 16～18 h)。

(5)洗涤:小心打开盖子,吸干槽内液体,避免标本交叉污染。加入 2 mL 洗涤液,室温浸泡振荡 5 min,再吸干槽内液体。如此反复洗涤 3 次。

(6)酶标记抗体:加入 2 mL 酶工作液,盖上盖子,室温振荡 1 h(如果在前面步骤中采用室温振荡 16～18 h,则此步酶反应步骤中室温振荡 30 min)。

(7)洗涤:吸干槽内液体,再洗涤 3 次。

(8)显色:加入 2 mL 底物溶液,室温振荡 15 min。

(9)终止:吸干槽内液体,加入蒸馏水终止反应,反复 3 次,随后用镊子小心取出膜条于滤纸巾上,并开始读取结果。

3.结果

(1)结果判定标准:每次实验须设立对照血清。强阳性对照膜条必须全部谱带均出现,弱阳性对照膜条可以谱带不全,但必须能够判定阳性结果,阴性对照膜条则无反应谱带。如果对照血清的结果未出现正确的谱带,则此次实验无效,须重做。同时,每条膜条上有一血清条带,此带未出现说明有可能漏加标本,那么此膜条为无效实验,也须重做。

(2)结果判定:阴性血清标本在膜条上不出现有颜色的谱带。阳性血清标本可在膜条上呈现水平的深紫色谱带。小分子量蛋白质谱带在膜条下端,大分子量蛋白质谱带在膜条上端。谱带颜色的深浅与血清中 HIV 抗体的浓度成正比例。典型的反应谱带可参照标准图谱判断(试剂盒中备有)。

 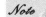

（3）WB 检测判定原则。

①HIV-1 抗体阳性　至少有 2 条 env 带(gp41 和 gp160/gp120)出现,或至少有 1 条 env 带和 p24 带同时出现。

②HIV-1 抗体阴性　无特异性抗体带出现。

③HIV-1 抗体不确定　出现 HIV 特异性抗体带,但带型不足以确认阳性。

第三节　新型冠状病毒

严重急性呼吸综合征冠状病毒-2(SARS-CoV-2,简称新型冠状病毒)是新型冠状病毒感染的病原体,是威胁人类健康的重要病原体之一。SARS-CoV-2 感染的检测主要包括核酸检测、抗原检测、抗体检测和病毒分离培养,常用的方法是核酸检测和抗原检测。

一、SARS-CoV-2 核酸检测

基于一步法 RT-PCR 技术,选取 SARS-CoV-2 的 ORF1ab 和 N 基因作为扩增靶区域,设计特异性引物及荧光探针用于标本中 SARS-CoV-2 RNA 的检测;内源性内标检测系统用于对标本采集、核酸提取过程及 PCR 扩增过程的监控,可减少假阴性结果的出现。

1.材料　新型冠状病毒 2019-nCoV 核酸检测试剂盒(荧光 PCR 法),咽拭子或痰液等。

2.方法

（1）样本处理和核酸提取(样本处理区)。

①咽拭子样本采用某商业核酸提取或纯化试剂,按要求取 200 μL 样本进行核酸提取。咽拭子样本(不含胍盐的采样液)也可采用核酸提取或纯化试剂,建议取 100 μL 样本进行核酸提取。

②痰样本采用某商业核酸提取或纯化试剂,取 200 μL 样本进行核酸提取。

③试剂盒中的阴性质控品和阳性质控品均参与提取。

（2）PCR 试剂准备(试剂准备区)。

①大包装规格试剂:从试剂盒中取出 SARS-CoV-2 PCR 反应液 A、SARS-CoV-2 PCR 反应液 B,室温溶解后振荡混匀,以 8000 r/min 离心数秒后使用。取 N 个(N＝待测样本个数＋SARS-CoV-2阴性质控品＋SARS-CoV-2 阳性质控品)PCR 反应管,单人份扩增体系配制如下:SARS-CoV-2 PCR 反应液 A 17 μL,SARS-CoV-2 PCR 反应液 B 3 μL,扩增体系总体积为 20 μL。将各组分充分混合后进行短时离心,使管壁上的液体全部离心至管底,之后将 20 μL 扩增体系分装到 PCR 管中。

②单管单人份规格试剂:直接使用 SARS-CoV-2 PCR 反应管。

（3）加样(样本制备区)。

①于上述 PCR 反应管中分别加入处理后的待测标本核酸、SARS-CoV-2 阴性质控品、SARS-CoV-2 阳性质控品各 5 μL,盖紧管盖。

②大包装规格试剂:瞬时离心 15 s 后转移至扩增检测区。

③单管单人份规格试剂:瞬时离心 15 s,振荡混匀 10 s,再瞬时离心 15 s 后转移至扩增检测区。

（4）PCR 扩增(扩增检测区):将反应管放入仪器样品槽内,仪器设置(以 ABI 7500 为例)如下。

①打开"Setup"窗口,按样本对应顺序设置阴性质控品(NTC),阳性质控品以及样本(Unknown),并在"Sample Name"一栏填入样本名称。探针检测模式设置如下。Reporter1:FAM,Quencher 1:NONE;Reporter 2:VIC,Quencher 2:NONE;Reporter3:Cy5,Quencher3:NONE;Passive Reference:NONE。

②打开"instrument"窗口,设置循环条件如下(表 15-3)。

表 15-3　PCR 扩增程序设置

Stage	Reps	Target/℃	RunningTime	Data Collection
1	1	50	00:02:00	
2	1	95	00:02:00	
3	10	95	00:00:05	
		60	00:00:35	
4	32	95	00:00:05	
		60	00:00:35	√

设置完成后,保存文件,运行程序。

(5)结果分析:反应结束后自动保存结果,根据分析后图像调节 Baseline 的 Start 值、End 值以及 Threshold 值(用户可根据实际情况自行调整,Start 值可设为 3～15,End 值可设为 5～20,在 Log 图谱窗口设置 Threshold 的 Value 值,使阈值线位于扩增曲线指数期,阴性质控品的扩增曲线平直或低于阈值线),点击"Analysis"自动获得分析结果,在"Report"窗口读取检测结果。

3. 结果

(1)阳性判断值:根据临床样本检测结果,利用 ROC 曲线法最终确定本试剂盒的目标基因 N 和 ORFlab 阳性判断值为 30,内标基因 RNaseP 阳性判断值为 30。

(2)结果判读(表 15-4)。

表 15-4　扩增结果判读

FAM 通道	VIC 通道	Cy5 通道	结 果 判 定
Ct 值＞30 或无 Ct 值	Ct 值＞30 或无 Ct 值	Ct 值≤30	阴性
Ct 值≤30	Ct 值≤30	有或无扩增曲线	阳性
Ct 值≤30	Ct 值＞30 或无 Ct 值	有或无扩增曲线	复检:内标 Ct 值＞30 或无扩增曲
Ct 值＞30 或无 Ct 值	Ct 值≤30	有或无扩增曲线	线,需重新取样检测;内标 Ct 值≤30,可对已提取核酸样本重新检测
Ct 值＞30 或无 Ct 值	Ct 值＞30 或无 Ct 值	Ct 值＞30 或无扩增曲线	或重新取样检测

注:FAM 通道为 N 基因,VIC 通道为 ORFlab 基因,Cy5 通道为内标基因。

(3)报告格式:①阴性结果报告格式:新型冠状病毒 SARS-CoV-2 RNA 阴性;②阳性结果报告格式:新型冠状病毒 SARS-CoV-2 RNA 阳性。

4. 注意事项

(1)为了避免样本中任何潜在的生物危险,检测样本应视为具有传染性的物质,避免接触到皮肤和黏膜;样本的处理应在可防止气雾外流的生物安全柜中操作,样本制备区所用过的试管、吸头需放入盛有消毒剂的容器,并与废弃物一起灭菌后方可丢弃;样本操作和处理均需符合相关法规要求(《微生物和生物医学实验室生物安全通用准则》和《医疗废物管理条例》等)。

(2)产物处理:PCR 结束之后,产物容易引起污染,应由当天不再参与实验的人员将所有反应管放入生物安全垃圾处理袋或其他容器中确认完全封闭后方可丢弃。

(3)全程应避免 RNA 酶污染,实验过程中穿工作服,佩戴一次性手套和口罩。在洁净消毒、紫外线杀菌的生物安全柜完成操作,避免有害物质进入呼吸道。

(4)使用经高压蒸汽灭菌的一次性离心管和吸头或购买无 DNA 酶、RNA 酶的离心管和吸头。

(5)实验室应严格按照 PCR 基因扩增实验室的管理规范进行管理,实验人员必须进行专业培训,实验过程严格分区进行(试剂准备区、样本制备区、扩增检测区),所用消耗品应灭菌后一次性使用,实验操作的每个阶段使用专用的仪器和设备,各区各阶段用品不能交叉使用。

Note

(6)实验完毕用 10%次氯酸或 75%乙醇处理工作台和移液器,然后用紫外线灯照射 20~30 min。

二、SARS-CoV-2 抗原快速检测（胶体金法）

本实验用胶体金标记的抗 SARS-CoV-2 作为标记物,把抗 SARS-CoV-2 和抗胶体金标记抗体包被在硝酸纤维素膜上作为检测线(T)和质控线(C),用双抗体夹心胶体金法原理检测人呼吸道黏膜分泌物中的 SARS-CoV-2。当待检标本中含 SARS-CoV-2 时,SARS-CoV-2 抗原与胶体金标记的抗 SARS-CoV-2 形成抗原-金标记抗体复合物,并在层析作用下向前移动,与包被的抗 SARS-CoV-2 形成抗体-抗原-金标记抗体复合物,出现一条肉眼可见的紫红色沉淀线(检测线)。胶体金标记的抗 SARS-CoV-2 或抗原-金标记抗体复合物在层析作用下继续向前移动,与膜上包被的抗胶体金标记抗体结合形成抗胶体金标记抗体-金标记抗体复合物或抗胶体金标记抗体-金标记抗体-抗原复合物,在质控线(C)处出现一条紫红色沉淀线(质控线)。根据质控线是否出现判断检测是否有效,检测线是否出现判断待测标本中是否含有 SARS-CoV-2(图 15-3)。

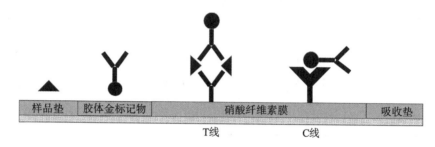

图 15-3　双抗体夹心胶体金法实验原理

▶—SARS-CoV-2 抗原;●—胶体金标记的抗 SARS-CoV-2; Y—抗胶体金标记抗体

1. 材料　SARS-CoV-2 抗原快速检测(胶体金法)试剂盒。

2. 方法

(1)准备:使用流动清水或消毒液清洗双手,检查抗原检测试剂是否在保质期内,检查鼻拭子、采样管、检测卡等内容物有无缺失或破损。

(2)鼻拭子样本采集:自检者先用卫生纸擤去鼻涕,小心拆开鼻拭子外包装,避免手部接触鼻拭子头,随后头部微仰,一手执鼻拭子尾部贴一侧鼻孔进入,沿下鼻道的底部向后缓缓进入 1～1.5 cm后贴鼻腔旋转至少 4 圈(停留时间不少于 15 s),随后使用同一鼻拭子对另一鼻腔重复相同操作。

(3)抗原检测:将采集样本后的鼻拭子立即置于采样管中,鼻拭子头应在保存液中旋转混匀至少 30 s,同时用手隔着采样管外壁挤压鼻拭子头至少 5 次,确保样本充分洗脱于采样管中。用手隔着采样管外壁将鼻拭子头液体挤干后,将鼻拭子弃去。采样管盖上盖后,将液体垂直滴入检测卡样本孔中,等待一定时间后进行结果判读。

3. 结果　结果判定方法同本章第一节"HCV 抗体检测"。

4. 注意事项　若检测结果阴性,使用后的所有鼻拭子、采样管、检测卡等装入密封袋后作为一般垃圾处理;检测结果阳性的,按照医疗废物进行相应处理。

第四节　其他病毒

有些病原体尤其是一些病毒可以通过垂直传播方式感染胎儿,如孕前期和孕早期妇女感染刚地弓形虫、风疹病毒（rubella virus，RV）、巨细胞病毒（cytomegalovirus，CMV）或单纯疱疹病毒（herpes simplex virus，HSV），会对胎儿的安全造成严重威胁。TORCH 检测主要用于孕前期和孕早期女性相应病原体的检测，对优生优育、提高人口素质具有重要意义。人乳头瘤病毒（human papillomavirus，HPV）常引起生殖道感染，导致尖锐湿疣以及宫颈病变，甚至可能引起宫颈癌。从高危型 HPV 的持续感染到一般的宫颈癌前病变并最终发展为宫颈癌需要 5～10 年。因此，有针对性地进行 HPV 的分型检测对于宫颈癌的早期诊断和治疗具有重要意义。

一、TORCH 检测

（一）TORCH IgM 抗体检测试剂（酶联免疫法）

TORCH IgM 抗体检测常用捕获法，实验原理同本章第一节"抗-HAV IgM 检测"。

1. 材料　TORCH IgM 抗体检测试剂盒（纯化抗 μ 链包被的 96 孔板、病原体抗原、抗原稀释液、酶标记抗体工作液、底物显色液 A 和 B、终止液、洗涤液、阳性对照、阴性对照）。

2. 方法

（1）孔内加入待检血清 50 μL，设立阴性对照 1 孔、阳性对照 1 孔，分别加入阴性、阳性对照血清各 100 μL，置于 37 ℃温育 30 min。

（2）弃去板孔内液体，用洗涤液反复洗 5 次，拍干。

（3）于孔内加入 50 倍稀释后的抗原 50 μL 和酶标记抗体工作液 1 滴，置于 37 ℃温育 30 min。洗板 5 次，拍干。

（4）每孔加底物显色液 A 及 B 各 1 滴（或 50 μL）混匀，置于 37 ℃ 10 min。

（5）每孔加入终止液 1 滴，振荡混匀后立即用酶标仪测波长 450 nm 处 OD 值。

3. 结果

（1）质量控制：阳性对照孔 OD 值大于 0.3，阴性对照孔 OD 值小于 0.12，实验结果成立。阴性对照孔 OD 值若小于 0.08，则按 0.08 计算。

（2）若样品孔 OD 值/阴性对照孔 OD 值大于或等于 2.1，则该样品判为阳性。

（3）结果记录（表 15-5）。

表 15-5　TORCH IgM 抗体检测结果

阳性对照 OD 值	阴性对照 OD 值	样品孔 OD 值	样品孔 OD 值/阴性对照 OD 值	结果判定

4. 注意事项

（1）试剂盒于 2～8 ℃避光保存、运输，避免冻结，在有效期内使用试剂盒。

（2）抗原根据所需量于临用前配制。

（3）充分洗涤板孔，防止本底过高。

（二）TORCH IgG 抗体检测试剂盒（酶联免疫法）

TORCH IgG 抗体检测常用间接法，实验原理同第十四章第一节"血清抗-HBs 的定性 ELISA 检测"。

1. 材料　TORCH IgG 抗体检测试剂盒（预包被反应板、标本稀释液、酶标记抗体工作液、底物显色液 A 和 B、终止液、洗涤液、阳性对照、阴性对照）。

2. 方法

（1）将试剂盒平衡至室温后取出反应板拆封。

(2)标本稀释:用标本稀释液稀释标本,小心吸取已稀释待检标本上清液 100 μL 于反应孔中,设阴、阳性对照(各 100 μL)及空白对照(加 100 μL 标本稀释液)各一孔,轻拍混匀。

(3)于 37 ℃温育 30 min,甩去孔内液体,用洗涤液洗板 3 次并在吸水纸上拍干。

(4)加酶结合物:每孔 2 滴,混匀后置于 37 ℃温育 30 min,同上法洗涤 3 次并拍干。

(5)显色:每孔加底物显色液 A、B 各一滴,轻拍混匀(或振荡器混匀)后于 37 ℃放置 10 min。

3. 结果

(1)质量控制:当阴性对照 OD 值≤0.20 时,阳性对照 OD 值通常不低于 0.40,实验成立,否则需重做。

(2)结果判定。

①目测:白色背景下观察各孔显色情况,蓝色者为阳性,无色者为阴性。

②酶标仪测定:每孔加终止液一滴,混匀后在 450 nm 波长处测定各孔 OD 值。

$P/N \geqslant 2.1$ 为阳性;$1.5 \leqslant P/N < 2.1$ 为可疑标本;$P/N < 1.5$ 为阴性。

注:P/N=标本 OD 值/阴性对照 OD 值。阴性对照 OD 值小于 0.1 时以 0.1 计,大于 0.1 且小于 0.2 时以实际 OD 值计算。

(3)结果记录(表 15-6)。

表 15-6　TORCH IgG 抗体检测结果

阴性对照 OD 值	阳性对照 OD 值	标本 OD 值	标本 OD 值/阴性对照 OD 值	结果判定

4. 注意事项

(1)微孔板须密封防潮,从冷藏环境中取出时,应置于室温平衡至潮气尽干后方可开启使用,余者于 2~8 ℃封存。

(2)洗涤时每孔均须加满,防止孔内有游离酶不能洗净。

(3)最好用新鲜标本。

二、人乳头瘤病毒基因型分型检测(流式荧光杂交法)

采用多重 PCR 技术对检测样品的核酸 DNA 进行扩增,并用包被有核酸探针的多种编码微球和扩增产物进行杂交,结果用流式阵点仪检测分析。流式荧光杂交法是将 PCR 扩增产物和微球液进行混合,并经过杂交、荧光素标记、Luminex 流式分析仪阅读得到相应检测结果的方法。微球杂交液中包含多种荧光编码微球,每种荧光编码微球的表面都共价交联有与亚型对应的寡核苷酸探针,在杂交过程中探针特异性识别并结合 PCR 产物中的靶序列,与荧光素反应后形成微球-探针-扩增产物-荧光素复合物,经 Luminex 流式分析仪阅读时,可获得每种复合物的微球编码及其对应的荧光强弱信号,最后经过专用的分析软件判读相应的检测结果。

1. 材料

(1)待检标本:阴道或尿道分泌物。

(2)某商业公司高危型人乳头瘤病毒核酸分型检测试剂盒(流式荧光杂交法)、标准品/校准品等。

2. 方法

1)扩增试剂准备(PCR 前准备区)　按表 15-7 加入 PCR 试剂和样品。

表 15-7　PCR 反应体系

试　剂	用量（单人份）
引物混合液	5 μL
PCR 预混液	10 μL
Taq	0.8 μL
模板 DNA	5 μL

计算好各试剂的使用量，加入适当体积离心管中，充分混合均匀，以 2000 r/min 离心 10 s，向设定的 n 个 PCR 反应管中分别加入 15 μL 试剂，转移至样本处理区。

2）样本处理（样本处理区）

（1）轻微振荡悬浮保存液中的脱落细胞，确保细胞均匀悬浮起来。

（2）取 50 μL 保存液于 1.5 mL 离心管中，如果有颗粒状物体（疣体），则确保有一部分取入离心管。以 12000 r/min 离心 3 min，小心取上清液并丢弃。

（3）加入 200 μL 标本提取液，振荡混匀，将离心管放入 100 ℃金属浴 10 min。

（4）以 12000 r/min 离心 5 min。保留上清液以备检测。

3）加样　向所设定的 n 个 PCR 反应管中分别加入处理过的样本 5 μL，盖紧管盖，将 PCR 反应管转移至传递窗，记录样本摆放顺序。

4）PCR 扩增（检测区）

（1）设置 PCR 仪循环条件（按试剂盒要求设置）。

（2）根据需要反应的数量裁剪反应板，在每孔中加入微球杂交液 22 μL。

（3）在每孔中加入 PCR 产物 3 μL，依次按顺序加样，加样顺序和扩增时的顺序保持一致，避免加样错误。

（4）剪下合适的封口膜，封住反应板，放入 PCR 仪中，运行杂交程序。

①先于 95 ℃下变性 5 min，再于 48 ℃下杂交 30 min，在 PCR 仪上撕去封口膜（不要将反应板从 PCR 仪上拿下来）。

②每孔加入 75 μL 藻红蛋白标记链霉亲和素（SAPE），重新用封口膜封住反应板。

③提前打开 Luminex 200 的加热功能，于 48 ℃下孵育 15 min，上机检测。

3. 结果判断　将 20 余种探针信号的中位数作为计算的背景信号，如果阳性内对照 Globin 的信号大于 150，且不小于 2.5 倍背景信号值，即代表整个实验成功。如果不符合前述条件，代表实验失败。如果有任何亚型探针的信号大于 150，且不小于 2.5 倍背景信号值，即判断为该探针对应的亚型阳性。如果不符合前述条件，即判断为阴性。

4. 注意事项

（1）所有试剂必须完全溶解后使用。

（2）每次配制 PCR 试剂时需要多配制 1～3 人份，以抵消移液器的误差及移液耗损。

（3）加杂交微球时，应充分混匀。

（4）加样时要严格操作避免污染。

（5）加样完成后 10000 r/min 离心 3 s，以使管壁上的液体聚集到管底并彻底赶走反应体系内的气泡。

（6）处理样本时必须做好安全防护措施，防止感染。

（7）每天或在每次检测完成后，各操作室的工作台面需用可移动紫外线灯（近工作台面）照射 30 min 以上，以防止扩增产物对下次检测造成污染。

（8）检测过的样品及其他废弃物置于医疗垃圾回收袋内统一处理。

【知识拓展 15-2】　蚀斑减少中和试验检测病毒抗体

知识拓展
15-2

Note

思考题答案

→ 思考题

1. TORCH 检测常见结果及临床意义分析。

2. 在本章中,抗-HBs 的检测用到了 ELISA"双抗原夹心法",是否可以用间接法检测? 如果可以,请简要叙述操作方法。

3. 简述 HBV 感染"两对半"常见的检测结果及临床意义。

4. 简述 HIV 感染的病原学检测方法。

5. 简述病毒感染的检测方法。

（杨　健）

第十六章 真菌检测与鉴定

学习目标

▲素质目标

树立健康卫生意识;培养责任担当精神;培养对患者的人文关怀精神。

▲能力目标

具备对真菌形态结构特征的观察能力;掌握真菌培养技能;具备对常见病原性真菌的检测能力。

▲知识目标

(1)掌握真菌的结构特征,菌丝和孢子的类型、特点。

(2)熟悉真菌的培养特性和培养方法。

(3)熟悉皮肤癣菌、新生隐球菌和白假丝酵母的检查方法。

(4)了解真菌的分子生物学鉴定方法。

真菌是无根、茎、叶分化,不含叶绿素的一大类具有典型细胞结构的真核细胞型微生物,种类繁多,分布极广,与人类日常生活关系密切。少数真菌可以感染人体,多导致癣病等浅部真菌感染性疾病,有的能侵犯内脏器官而致深部真菌感染乃至全身感染。还有一些腐物寄生性真菌,在食物(如谷物)中繁殖而产生毒素或代谢产物,使人体发生功能障碍或组织损伤,导致真菌性食物中毒,对人体健康威胁巨大。

第一节 真菌的基本形态及结构

真菌按形态、结构分为单细胞真菌和多细胞真菌。单细胞真菌的结构较为简单,如新生隐球菌和白假丝酵母,只以出芽方式繁殖。大多数真菌为多细胞真菌,基本结构分为菌丝和孢子两部分。菌丝和孢子形态多样、特征不同,是真菌鉴定和分类的主要依据。

真菌的基本形态及结构观察如下。

1.材料

(1)白假丝酵母革兰染色涂片;白假丝酵母玉米粉培养基小培养法示教片;新生隐球菌墨汁负染色示教片;根霉菌、毛癣菌、石膏样小孢子菌、絮状表皮癣菌乳酸酚棉蓝染色示教片。

(2)普通光学显微镜等。

2.方法 将以上示教片置于显微镜高倍镜或油镜下观察,注意观察单细胞真菌菌体大小,有无芽生孢子、厚膜孢子和假菌丝;多细胞真菌菌丝是否有分隔;石膏样小孢子菌或絮状表皮癣菌的分生孢子及根霉菌的孢子囊孢子的形态特点。

Note

3.结果 将观察到的各真菌的镜下特征填入表 16-1。

表 16-1 真菌形态与结构观察

序号	示 教 片	镜 下 特 征	观 察 要 点
1	白假丝酵母革兰染色涂片		菌体大小,有无芽生孢子、假菌丝
2	新生隐球菌墨汁负染色示教片		荚膜、芽生孢子
3	白假丝酵母玉米粉培养基小培养法示教片		假菌丝、厚膜孢子
4	毛癣菌乳酸酚棉蓝染色示教片		大分生孢子或小分生孢子,菌丝有无分隔
5	絮状表皮癣菌乳酸酚棉蓝染色示教片		
6	石膏样小孢子菌乳酸酚棉蓝染色示教片		
7	根霉菌乳酸酚棉蓝染色示教片		孢子囊孢子

第二节 真菌的培养特性

真菌的营养要求不高,常用沙保弱琼脂培养基培养,培养温度为 37 ℃(酵母型和类酵母型真菌)或 25～28 ℃(丝状真菌),pH 4.0～6.0。培养真菌的方法有大培养法及小培养法两种。大培养法主要用于患者标本的分离培养,以及真菌性状和菌落特性的观察;小培养法主要用于观察真菌发育过程及菌丝的形态特点。

一、真菌大培养

1.材料

(1)待检标本:毛发或皮屑。

(2)真菌菌种:新生隐球菌、白假丝酵母、絮状表皮癣菌。

(3)沙保弱琼脂斜面培养基、75%乙醇、无菌生理盐水等。

2.方法

(1)将待检标本用 75%乙醇浸泡数分钟,杀死表面杂菌,再以无菌生理盐水充分洗涤。

(2)将处理过的待检标本和实验室保存菌种分别接种于 2～3 管含有青霉素、链霉素的沙保弱琼脂斜面培养基上。对于待检标本,直接将数根毛发或数块皮屑接种;对于真菌菌种,则用灭菌接种环按斜面培养基接种法接种。

(3)将试管口用硫酸纸包好,扎紧,置于 28 ℃或 37 ℃培养箱中培养 2～3 周。

(4)第 1 周观察 2 次,第 2 周隔日观察一次,待检标本连续培养 3 周无菌落生长者,再重复操作 1 次,仍无菌落生长,可报告阴性。如长出菌落,应逐日观察菌落形态及颜色变化。

3.结果 真菌菌落在形态上可分为三大类。

(1)酵母型菌落:与细菌菌落相似。柔软而致密,呈圆形、卵圆形、较大,白色,边缘整齐,表面湿润光滑,与表皮葡萄球菌菌落相似。新生隐球菌菌落属此类型。

(2)类酵母型菌落:菌落圆形、较大、白色,菌落底层有假菌丝长入培养基内。用显微镜检查可见有厚膜孢子。白假丝酵母菌落属此类型。

(3)丝状菌落:菌落表面有大量气生菌丝覆盖,其特点是表面有不规则隆起和浅沟,肉眼观察菌丝随不同生长期而呈绒毛状、棉絮状、粉状等,故称丝状菌落。菌落因产生色素而呈不同颜色。

红色毛癣菌、絮状表皮癣菌等大多数真菌的菌落属于此类。

二、真菌小培养

自然状态下,真菌的菌丝常交织在一起形成菌丝体,当以接种环或针挑取菌丝体进行形态鉴定时,菌丝形态常发生改变,故真菌菌丝的形态学检查常以小培养法进行。真菌小培养后直接进行观察,真菌菌丝的自然形态特点能得到保持,对于真菌的鉴定很有帮助。真菌小培养的方法主要有钢圈法和玻片法。下面介绍玻片法(图 16-1)。

1. 材料

(1)真菌菌种(同前)。

(2)沙保弱琼脂培养基等。

(3)回形针:用铁丝或曲别针制成。

2. 方法

(1)将回形针置于酒精灯上加热灭菌,趁热将蜡固定于载玻片上。

(2)于回形针中心部滴加预热熔化的沙保弱琼脂培养基少许,待琼脂凝固后,将菌种接种在培养基上。

(3)盖上盖玻片,用石蜡封固,置于无菌平皿内于 37 ℃(深部感染真菌)或于室温下(浅部感染真菌)培养 1～2 周。

(4)待真菌生长后,用肉眼观察菌落特征,并可将载玻片置于显微镜下观察真菌生长发育情况及形态、结构特征。先用低倍镜观察,再用高倍镜仔细观察菌丝和孢子形态。

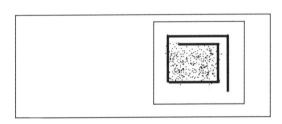

图 16-1 真菌小培养(玻片法)

【知识拓展 16-1】 常见真菌的菌落及形态结构特点

知识拓展
16-1

第三节 常见病原性真菌的检查

一、皮肤癣菌检查法

皮肤癣菌有嗜角质蛋白的特性,侵犯角化的表皮、毛发或指(趾)甲。对疑为真菌感染的皮屑标本进行涂片检查,观察到真菌菌丝和孢子,可以直接迅速确定真菌感染,但除少数真菌外,不能确定真菌的菌种。

1. 材料

(1)待检标本:患者毛发、皮屑或甲癣。

(2)乳酸酚棉蓝染液、10% 氢氧化钾(KOH)或氢氧化钠(NaOH)溶液等。

(3)载玻片、盖玻片、酒精灯等。

2. 方法

1)不染色标本的检查

(1)标本采集:对于头癣患者,可用镊子摘取病损部位的毛发或带有白色菌鞘的病发。对于皮肤癣病患者,可用钝刀刮取病损部位皮屑。对于甲癣患者,需用小刀刮取病变深部指甲碎屑。

(2)标本处理:取少量标本于载玻片上,滴加一滴 10% KOH 或 NaOH 溶液,上覆盖玻片,将载玻片放在火焰上方微加热,使组织或角质软化溶解,但切勿过热以免产生气泡或烤干。

(3)检查:先用低倍镜检查有无真菌菌丝或孢子,如果发现菌丝或孢子,再以高倍镜检查菌丝、孢子的特征。

2)乳酸酚棉蓝染色法　取洁净载玻片一块,滴加一滴染液,将皮屑标本放于染色液中,盖上盖玻片(加热或不加热)后镜检。真菌染成蓝色。

3. 结果　镜检时视野稍暗为宜。低倍镜下菌丝呈折光性较强的绿色纤维分支丝状体;高倍镜下,可见菌丝呈分隔状,形成大分生孢子或成簇小分生孢子,有的菌丝末端有较粗短的关节孢子。如为脚癣皮屑,镜检时可见上皮细胞上附有细长分支的有隔菌丝或链状的关节孢子。如病发为黄癣菌感染,可见毛发皮质大部分被破坏,有粗细一致的菌丝与毛发长轴平行分散在毛发内,有关节孢子,毛发内还有大小不等的气泡、气沟,病发断端菌丝最多。部分毛癣菌及小孢子菌感染的病发,孢子呈链状排列或嵌式排列在发干外周。

二、新生隐球菌检查法

新生隐球菌在自然界中以腐物寄生菌广泛存在,当人体抵抗力低下时,可乘机侵入人体而致病。本菌可以侵犯皮肤、黏膜、淋巴结、骨、中枢神经和内脏各器官,从而引起不同类型的疾病。新生隐球菌为单细胞真菌,具有宽厚荚膜。检测新生隐球菌感染最简便的方法是取患者脑脊液、痰液等标本做墨汁负染色镜检,可观察到透亮菌体、厚壁、芽生孢子和宽厚荚膜。

1. 材料

(1)待检标本:患者脑脊液、痰液、脓液、尿液、活组织及尸体解剖材料。

(2)菌种:新生隐球菌沙保弱琼脂培养物。

(3)试剂:墨汁、生理盐水等。

(4)实验动物:小白鼠。

(5)器材:普通光学显微镜、镊子、载玻片、接种环等。

2. 方法

1)直接染色镜检

(1)涂片制作:用接种环挑取新生隐球菌沙保弱琼脂培养物或固态标本材料,在载玻片上生理盐水中混匀,制作涂片;痰液、脓液等标本,直接涂片;脑脊液、尿液标本,低速离心后取沉淀物涂片。

(2)墨汁负染色:滴加一滴墨汁在载玻片上与菌液混合,覆以盖玻片,注意不能产生气泡。显微镜下培养。

2)分离培养

(1)将检材接种于沙保弱琼脂培养基,分别在 37 ℃和室温下培养。依据标本的情况,在培养基中加入青霉素、链霉素以抑制细菌生长。

(2)培养数天后可出现酵母型菌落,挑取菌落行墨汁负染色后镜检。

3)动物接种　将患者标本经青霉素、链霉素处理后,制成悬液,注射于小白鼠腹腔内;或取分离到的纯培养物制成盐水悬液,注射于小白鼠的脑腔或腹腔内。3 周后取腹部胶质样物质或脑组织镜检,并可从病灶材料中分离出真菌。

3. 结果

1)直接染色镜检　以图 16-2 为结果示例。请描述其特征:_____

_____。

2)分离培养

（1）本菌生长缓慢，少数菌株要培养 2～3 周才能形成菌落，开始时为白色，透明发亮，表面光滑隆起，为酵母型菌落，日久菌落变湿润、黏滑，呈乳酪色至淡褐色，菌落液化，变换角度放置时可缓慢流动。镜检可见许多芽生细胞，有时也可见到芽管，外围以荚膜。

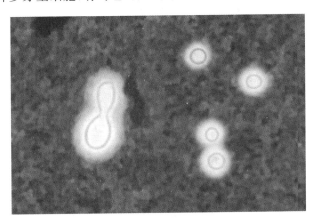

图 16-2　新生隐球菌墨汁负染色（×400）

（2）37 ℃培养，菌落为湿润、黏液样，呈乳酪色至淡褐色，镜检呈有荚膜的圆形、厚壁、出芽真菌。能在 37 ℃下生长为本菌与其他非病原性隐球菌不同的特征。

3)动物接种　动物接种 2～4 周，取腹腔胶质样物质和脑组织等，在墨汁或盐水盖玻片标本中检查，可见生芽、包有荚膜的酵母样真菌，并可培养出本菌。

4.注意事项

（1）由于本菌为单芽生孢子、具宽厚荚膜，且在室温中不能生长出丝状菌落，应与在组织中能芽生、形成酵母样细胞的真菌（如皮炎芽生菌及巴西芽生菌）相区别。

（2）放线菌酮可抑制本菌生长，故分离培养本菌时，不可使用放线菌酮抑制杂菌生长。

（3）新生隐球菌的一些变种，其菌体的形态有多样性，在分离鉴定时要加以注意。

三、白假丝酵母检查法

白假丝酵母为机体正常菌群，是常见的条件致病性真菌，可引起皮肤、黏膜、支气管或肺病变，有时甚至引起败血症、心内膜炎、脑膜炎或其他疾病。白假丝酵母为芽生，有假菌丝，可产生厚膜孢子，但不产生子囊。临床标本直接涂片染色后镜检菌体和假菌丝。观察到大量假菌丝有一定诊断意义，亦可进行分离培养，通过芽管形成试验和厚膜孢子形成试验进行鉴定。白假丝酵母在动物血清中可形成芽管，在含吐温的玉米粉培养基（玉米粉琼脂和吐温可降低培养基表面张力）中可形成丰富的假菌丝和厚膜孢子。

1.材料

（1）待检标本：患者咽喉拭子、阴道分泌物、皮屑、脑脊液、血液、尿液、活组织，以及尸体解剖材料等。

（2）菌种：白假丝酵母沙保弱琼脂培养物。

（3）试剂：玉米粉吐温琼脂培养基、动物或健康人血。

（4）普通光学显微镜、镊子、载玻片、接种环等。

2.方法

（1）直接检查：一般用于浅部假丝酵母病。取标本制作 KOH 溶液或盐水盖玻片标本，显微镜下观察有无圆形或卵圆形的芽生孢子，有的亦可发现假菌丝或厚膜孢子。

（2）厚膜孢子形成试验：将玉米粉吐温琼脂培养基加热熔化，取适量置于洁净的载玻片上，待凝固。然后将待检菌按水平方向穿刺接种于培养基内,室温孵育 24～72 h。将载玻片置于显微镜下观察。

(3)芽管形成试验:在载玻片上加 1 滴无菌人血清,接种少量待检菌,盖上盖玻片,将其置于潮湿平皿内,于 35 ℃培养箱中孵育,每隔 1 h 取出观察芽管形成情况。

3. 结果

(1)直接检查:可见圆形或卵圆形的菌体和芽生孢子,有的亦可发现假菌丝或厚膜孢子。如临床标本中观察到大量假菌丝,有诊断意义。

(2)厚膜孢子形成试验:可观察到白假丝酵母形成较多圆形厚膜孢子,多位于藕节状假菌丝的顶端。若在玉米粉琼脂上的生长物检出假菌丝和厚膜孢子,可确定为白假丝酵母。

(3)芽管形成试验:可观察到白假丝酵母孢子伸长形成短小的芽管,可用于白假丝酵母的快速诊断。

4. 注意事项

(1)从痰液中分离出白假丝酵母不能作为诊断假丝酵母病的唯一根据,应结合临床做出判断。

(2)可根据糖(葡萄糖、乳糖、麦芽糖、蔗糖等)发酵试验结果和真菌培养特征对假丝酵母属的菌种做出鉴别。

【知识拓展 16-2】 ITS 序列分析的真菌鉴定法

 思考题

1.真菌孢子与细菌芽胞的主要区别如何?

2.简述真菌的培养要求和菌落类型。

3.真菌大培养法和小培养法各有什么用途?

4.对癣病患者如何进行微生物学检查?

5.隐球菌性脑膜炎患者的微生物学检查内容主要有哪些?

 实验结果示例

实验结果示例

(刘水平)

第十七章 粪便标本中致病菌的检测与鉴定

【基础知识】

成人粪便中主要的菌群是肠球菌和大肠埃希菌等，约占80％。另外，还有少量的产气杆菌、变形杆菌、芽胞菌及酵母菌等。健康婴幼儿粪便中主要是双歧杆菌、拟杆菌、肠杆菌、肠球菌、葡萄球菌等。粪便中球菌和杆菌的比例大约为1：10。肠道致病菌主要有沙门菌、志贺菌、霍乱弧菌、副溶血弧菌、小肠结肠炎耶尔森菌、空肠弯曲菌、金黄色葡萄球菌、艰难梭菌、白假丝酵母、结核分枝杆菌、气单胞菌、邻单胞菌和蜡样芽胞杆菌。长期使用广谱抗生素、免疫抑制剂及患慢性消耗性疾病可引起肠道菌群失调，使革兰阴性杆菌严重减少甚至消失，而葡萄球菌或真菌等明显增多，粪便中球菌与杆菌数量的比值变大。

引起肠道感染的病原体种类繁多，除细菌外，病毒引起的感染也较多见。此外，还有真菌和寄生虫等。根据临床体征、实验室常规检查和流行病学资料，我们可以对病原体做初步判定，但只有结合微生物学检查才能确诊，尤其是对临床特征不典型的病例。

粪便标本常含有很多杂菌，应根据检验目的菌的不同而选择培养基，尽可能地抑制杂菌，以利于致病菌的检出。目前常用木糖赖氨酸脱氧胆盐琼脂培养平皿（XLD）检测粪便标本，常见致病菌在 XLD 上生长为红色或有黑心菌落。大肠杆菌（O157）可在山梨醇平皿上生长，呈无色透明菌落。环丝氨酸-头孢西丁-果糖琼脂培养平皿（CCFA）可筛选出艰难梭菌。庆大霉素平皿和碱性蛋白胨水可筛选出霍乱弧菌。

因粪便标本中各种正常菌群数量甚多，仅根据染色性和形态无法分辨是否为致病菌，因此，一般不对粪便标本进行直接涂片检查，只有检测霍乱弧菌、结核分枝杆菌、疑似葡萄球菌或艰难梭菌引起的伪膜性肠炎时，才进行直接涂片检查。

Note

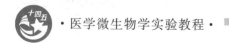

【实验要求】

请阅读并分析以下消化道感染病例,初步判断最可能的病原体是什么。选择一例病例进行病原体的检测鉴定及具体实验方案设计。

病例1

男,36岁,因发热、腹痛、脓血便3天来诊。

患者有不洁饮食史,于3天前突然发热,畏寒,下腹部阵发性疼痛、腹泻,大便每天10余次,为少量脓血便,无特殊恶臭味,伴里急后重,无恶心和呕吐,自服黄连素和退热药无好转。纳差,小便正常。既往体健,无慢性腹痛、腹泻史,无药物过敏史,无疫区接触史。

查体:体温38.5℃,脉搏96次/分,呼吸20次/分,血压120/80 mmHg。急性热病容,无皮疹和出血点,浅表淋巴结未触及,巩膜无黄染,咽(−)。心肺(−),腹平软,左下腹有压痛,无肌紧张和反跳痛,未触及肿块,肝脾肋下未触及,移动性浊音(−),肠鸣音5次/分。

实验室检查:血红蛋白124 g/L,白细胞$16.4×10^9$/L,中性粒细胞88%,淋巴细胞12%,血小板$200×10^9$/L。粪便常规:黏液脓性便,白细胞++/HP,红细胞5~10个/HP。尿常规(−)。

病例2

男孩,5岁。无明显诱因发热、寒战、头痛、恶心、腹泻1天就诊。患者稍有流涕,糊状便(5次/天),体温38.5℃。血常规:白细胞$11.5×10^9$/L,C-反应蛋白29 mg/L,降钙素原0.52 ng/mL。粪便常规:呈黄色、糊状,未见红细胞、白细胞,隐血试验阳性,轮状病毒、腺病毒、寄生虫、甲型流感病毒、乙型流感病毒快诊均呈阴性。患儿10天前过生日,得到一只宠物龟。初诊考虑细菌性肠炎。

病例3

女,27岁。因高热、食欲不振、腹部不适、乏力一周入院。

一周前开始发热,午后体温达40~41℃,伴腹痛、腹胀、便秘,无恶心、呕吐,不思饮食,全身乏力。

入院检查:体温40.5℃,脉搏88次/分,呼吸28次/分,神清,表情淡漠,消瘦,重听;右胸前皮肤有数个淡红色皮疹,压之退色。心肺未见异常,肝肋下1.5 cm,剑突下2 cm,质软、轻度触痛,脾肋下2 cm。血常规:白细胞$3.0×10^9$/L,中性粒细胞56%,淋巴细胞38%,单核细胞6%,未见嗜酸性粒细胞。嗜酸性粒细胞(EC)直接计数"0"。入院时血培养阴性。

病例4

女,4岁。因血便3天入院。大便次频,每天7~8次,呈黏液样,带新鲜血丝或黑色血块,精神食欲尚可。不伴发热、呕吐等,心肺无明显异常。实验室检查:白细胞$12.87×10^9$/L,红细胞$2.94×10^{12}$/L,血红蛋白87 g/L,尿素氮5.5 mmol/L,肌酐69 mmol/L,钾4.05 mmol/L,钠139.2 mmol/L、氯98.6 mmol/L、钙2.15 mmol/L。粪便常规:黄色、黏液、潜血(+)、红细胞(++)。患儿一周前随母亲外出旅游回来。

病例5

女,5岁。7月6日因发热5 h、抽搐1次就诊。既往有高热惊厥史。查体:体温39.3℃,脉搏140次/分,呼吸30次/分,血压80/50 mmHg。神清,精神差,呼吸平稳,全身皮肤无皮疹,咽稍红,扁桃体无肿大。颈软,双肺及心音正常,腹部及神经系统检查均无异常。初步诊断:上呼吸道感染并高热惊厥。予以常规退热等对症治疗。0.5 h后患儿再次抽搐1次,高热持续不退,呈昏睡状,四肢皮肤湿冷,皮肤发花,双瞳孔1.5 cm等大,对光反射迟钝,血压50/30 mmHg。急查血常规:白细胞$11.2×10^9$/L,中性粒细胞70%,淋巴细胞30%。生理盐水灌肠后粪便镜检:白细胞(+++),红细胞(++)。

思考题答案

思考题

1.人工培养细菌需要提供的条件是什么?

2.培养基制备的原则是什么?

3.革兰染色法的关键步骤是什么?为什么?

4.为什么通常取用新鲜的细菌培养物进行染色?

5.细菌生化反应在感染性疾病诊断中有何重要意义?为什么?

6.药物敏感试验有何实际意义?

病例分析与实验设计参考

（林一凡　赵　卫）

Note

第十八章　呼吸道病毒的检测鉴定

学习目标

▲素质目标

强化对呼吸道病毒感染的认识；加强防疫意识和责任意识；培养严谨求实的科学态度和人文关怀精神。

▲能力目标

具备不同的呼吸道病毒感染的分析鉴别能力和病原学诊断方案的设计能力；掌握常见呼吸道病毒检测的实验技能。

▲知识目标

(1)掌握呼吸道病毒的主要种类及生物学性状、致病性与免疫性、微生物学检查法。

(2)掌握常用呼吸道病毒检查法的实验原理和意义。

【基础知识】

呼吸道感染是临床常见的感染类型，其病原体包括细菌、真菌及病毒等，但90%以上的急性呼吸道感染是由病毒引起的，在上呼吸道感染中病毒感染更为常见。免疫功能正常的患者，呼吸道病毒感染常见的有腺病毒、鼻病毒、呼吸道合胞病毒、流感病毒、副流感病毒、冠状病毒、柯萨奇病毒A组、柯萨奇病毒B组、ECHO病毒感染。免疫功能受抑制的患者，可能会有其他病毒(如巨细胞病毒)感染。

不同病毒可侵犯上呼吸道的不同部位，引起炎症，常合并细菌感染，感染症状有一定差异，如鼻病毒主要引起鼻炎，患者出现流鼻涕、打喷嚏、嗓子疼等症状，较少引起肺炎，但是可以引起支气管炎，患者表现为咳嗽、咳痰等。流感病毒感染患者主要表现为全身高热，也会有鼻部、口咽部症状。流感病毒感染一般在冬季和初春流行。

呼吸道病毒的检测方式主要有抗原检测、病原体核酸检测、抗体检测等，实验室也可以采用病毒分离培养方式等。患者接触史、血常规检查等对于不同的呼吸道病毒感染也具有诊断意义。

病毒的分离和培养：可取患者发病早期的咽洗液或咽拭子，经抗生素处理后接种于敏感细胞中进行病毒分离培养，病毒增殖缓慢，7天后用红细胞吸附法或荧光抗体法可以判定病毒感染和增殖情况。但病毒的分离和培养较为复杂，用时较长，一般不作为首选。

血清学检查：采集患者急性期和恢复期的双份血清，用血凝抑制试验检测血清抗体效价，如果恢复期比急性期血清抗体效价升高4倍以上，即可做出诊断。抗原检查方法包括间接免疫荧光法、直接免疫荧光法、酶联免疫吸附测定法，均可检测病毒抗原，进行快速诊断。一般需要使用鼻拭子采集鼻腔内部少量黏液或者使用咽拭子采集咽喉内部少量黏液，用荧光标记抗体检查病毒抗原，或用核酸分子杂交技术、荧光定量PCR技术检测病毒核酸，可以快速诊断病毒感染种类。

【实验要求】

请阅读下列呼吸道病毒感染病例,初步判断最可能的病原体是什么? 选择一例病例进行病原体的检测鉴定及具体实验方案设计。

病例 1

男,65 岁,离退休人员,每天有去农贸市场买菜的习惯。患者于某年 12 月 1 日因自觉全身不适,以"咳嗽,持续发热 1 天"为主诉收入某县人民医院,主要症状有发热(体温 38.7 ℃以上,持续 5天)、口唇青紫、多汗、神志不清、呼吸衰竭,双肺 CT 示双肺炎症,可疑双肺下叶支气管扩张,双侧少量胸腔积液。白细胞计数 4.81×10⁹/L,淋巴细胞 0.57×10⁹/L。既往有 2 型糖尿病病史。因治疗效果欠佳,病情进一步恶化而出现昏迷,复查双肺 CT 示左肺有弥漫性高密度影,呈"白肺"样改变,白细胞计数 2.59×10⁹/L,于 12 月 4 日转入 ICU,特邀请上级医院专家紧急会诊,诊断为重症肺炎(考虑病毒性肺炎可能性较大)。12 月 11 日,再次邀请传染病专家会诊,鉴于患者生命体征平稳,建议就地治疗,患者家属要求转上级医院治疗,于 2014 年 12 月 12 日由某县人民医院转入省传染病医院,15 日出现大量浓痰、低氧血症,并诱发心力衰竭,16 日请省人民医院专家会诊后调整治疗方案,17 日 11 时低氧血症加重,血压、心率下降,经抢救无效于 13 时 05 分宣布死亡。死亡原因考虑严重感染导致呼吸循环衰竭。

病例 2

男,45 岁,因"发热、干咳 5 天,腹泻 3 天"于 2020 年 1 月 28 日入院。患者于 2019 年 12 月 7 日到某市水果批发市场停留 45 天后于 2020 年 1 月 21 日返回当地。2020 年 1 月 23 日出现发热、干咳,体温最高达 38.5 ℃,伴咽干、咽痒,无咳痰、气短,无胸闷、心悸,无鼻塞、流涕,自行服用复方氨酚烷胺胶囊、尼美舒利及阿莫西林治疗,2020 年 1 月 25 日出现腹泻,大便为不成形稀便,伴泡沫,约 2 次/天,自行口服诺氟沙星胶囊,症状较前缓解。2020 年 1 月 26 日体温高达 38.5 ℃,伴纳差、干咳、咽痒等症状,就诊于当地医院发热门诊。血常规:白细胞计数 4.48×10⁹/L,淋巴细胞百分比19.4%,淋巴细胞绝对值 0.87×10⁹/L。C-反应蛋白 27.7 mg/L,红细胞沉降率 23 mm/h。胸部CT 检查:双肺上叶、下叶,右肺中叶可见多发斑片状毛玻璃样高密度影,大部分位于胸膜下,边界欠清。既往史、个人史无异常。入院查体:体温 38.1 ℃,脉搏 98 次/分,呼吸 20 次/分,血压 132/90 mmHg,营养中等,神志清楚,急性病容,精神差,双肺呼吸音粗,未闻及明显的干湿啰音,心腹未见阳性体征,双下肢无水肿。

病例 3

女,30 岁,因"发热、心悸伴双侧腮腺肿大 1 天"入院。查体:体温 38.5 ℃,心率 120 次/分,呼吸 24 次/分,神清,头颅、五官无畸形。双侧瞳孔等大等圆,直径约 3.0 mm,对光反射灵敏。双侧腮下可扪及一大小约 3 cm × 2 cm 的肿物,质硬,无移动性,无波动感。颈软,脑膜刺激征阴性。双肺呼吸音清,未闻及干湿啰音。心律规则,心音有力,无杂音。腹软,无压痛及反跳痛,肝脾未触及,肝肾区无叩击痛,双下肢肌力、肌张力正常,巴氏征、克氏征均阴性。辅助检查:白细胞 16.8×10⁹/L,中性粒细胞 72%,淋巴细胞 28%,血红蛋白 110 g/L;心电图:窦性心动过速、S-T 段改变。追问病史,其女儿 2 周前患流行性腮腺炎,已好转。

病例 4

新生儿,男,因皮疹 4 h 入院。足月。因羊水过少行剖宫产。出生体重 2100 g;胎盘300 g,有钙化;脐带细、脆软(产钳不易夹起)有打结;羊水少,清亮。Apgar 评分 1 min 5 分,5 min 7 分,10min 8 分。其母孕 2 个月时患"感冒"伴有皮疹。体检:头围 30 cm,身长 43 cm,体重 2050 g,反应弱。皮下脂肪薄,皮肤干,弹性差,全身散在紫红色圆形皮疹,压之不退色,不高出皮肤,以颜面部居多。前囟大小为 3.0 cm ×3.0 cm,膨隆,颅缝宽。心前区闻及 2/6 级收缩期杂音。腹软,肝脾肋下触及边缘。四肢肌张力低,新生儿反射引出不完全。进针处出血不易止住。实验室检查:凝血酶原时间 28 s(对照 11.6 s),活化部分凝血活酶时间 39.8 s(对照 27.6 s)。血小板(85~166)×

$10^9/L$。脑脊液常规及生化基本正常。心脏彩超示动脉导管未闭,卵圆孔未闭。头颅CT示新生儿缺氧缺血性脑病(中度)伴少许脑内点状出血。听力诱发电位示双侧听力诱发电位异常,左侧阈值增高,右侧Ⅰ波延长。眼底检查大致正常。入院后瘀斑逐渐消退,肝脾渐增大,出院时肝肋下2 cm,脾肋下1 cm。患儿日龄43天时因2天内抽搐4次再次入院。心脏彩超示先天性心脏病,动脉导管未闭。头颅CT示脑水肿明显,额叶出现脑软化,小脑右半球发育不良,局部有钙化点。眼底检查未见异常。

思考题

1. 何为病毒血凝试验?有何实际意义?
2. 简述流感病毒的结构特点及分型依据。
3. 流感病毒为何易引起世界性的大流行?
4. SARS的病原体、传播途径和致病特点是什么?

病例分析与实验设计参考

(邬国军)

第十九章 新发虫媒或啮齿动物传播传染病的病原体分离和鉴定

学习目标

▲素质目标

强化对新发虫媒或啮齿动物传播传染病病原体的认识;强化责任感、卫生健康观念和生态环保意识;培养严谨求实的科学态度。

▲能力目标

具备对常见新发虫媒或啮齿动物传播传染病病原体感染的分析鉴别能力和病原学诊断方案的设计能力;具备对常见新发虫媒或啮齿动物传播传染病病原体检测方法的应用能力。

▲知识目标

(1)掌握常见新发虫媒或啮齿动物传播传染病病原体的种类、生物学性状、致病性与免疫性、微生物学检查法。

(2)掌握常见新发虫媒或啮齿动物传播传染病病原体检测的生物安全要求。

(3)掌握常用微生物学检查方法的实验原理和意义。

【基础知识】

虫媒传染病可通过节肢动物叮咬而传播。当前全球生态系统发生了很大的变化,全球变暖、环境恶化及交通与物流的便捷,为媒介生物繁殖、传播、扩散提供了便利条件。一个明显的趋势是,一些原有的媒介生物性疾病再度暴发,新的媒介生物性疾病不断出现。媒介生物性疾病大多是自然疫源性疾病,分布广,危害大,易引起人、畜的暴发流行。由于我国幅员辽阔,地跨热带、亚热带和温带,物种资源丰富,因而可能存在虫媒传染病(尤其是虫媒病毒病)疫源地。我国目前已分离到的虫媒病毒有乙型脑炎病毒、森林脑炎病毒、登革病毒、基孔肯雅病毒、罗斯河病毒、辛德毕斯病毒、东方马脑炎病毒、西方马脑炎病毒等。近年血清学调查表明,人血清中有新的虫媒病毒抗体检出。东北和海南地区可能存在新的虫媒传染病和疫源地。

大多数啮齿动物传播疾病的宿主往往只生活或偶尔生活在人类住所内或附近,种群数量常有较大波动。人类为获取肉或皮毛,与啮齿动物发生接触而导致感染,也可通过吸入被污染的气溶胶等而发生感染。多种啮齿动物是鼠疫耶尔森菌的储存宿主,鼠蚤能传播鼠疫耶尔森菌引起人间鼠疫。土拉热弗朗西丝菌在自然界广泛存在,多种啮齿动物能够将其传播给人而引起土拉杆菌病。人的皮肤黏膜接触到有感染性的啮齿动物(如鼠)的尿液等,可感染钩端螺旋体。从鼠类中分离的沙门菌血清型与患者体内分离的相似,而鼠又经常出没于人的住所、食物加工场所,因此人的沙门菌感染中有一部分很可能是鼠源性的。蜱传回归热常以啮齿动物为病原体的储存宿主,如莱姆病、人粒细胞无形体病、科罗拉多蜱热等。啮齿动物,特别是野生鼠类可以传播汉坦病毒,引起汉坦病毒肺综合征和汉坦病毒肾综合征出血热。

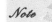

【实验要求】

请阅读并分析下列新发虫媒或啮齿动物传播传染病的病例,初步判断最可能的病原体是什么? 选择一例病例进行病原体的检测鉴定及具体实验方案设计。

病例 1

女,61 岁,农民。某年 7 月 14 日左下肢出现一带水疱的淡红色斑丘疹,无疼痛及瘙痒,次日左腿见数个米粒大小红色皮疹,第三日发热,体温 40.0 ℃,晕厥 3 次,可唤醒。当时就诊于某医院,查体发现患者四肢及躯干可见红色皮疹,以前胸、后背为著,无瘙痒,伴乏力、肌肉酸痛、食欲下降。实验室检查:白细胞 $2.89×10^9/L$,中性粒细胞 88.9%,嗜酸性粒细胞 0,血小板和血红蛋白正常。肺部 CT:双肺少许慢性炎症。头颅 CT 未见异常。予退热治疗。后因症状加重,患者再次就诊。实验室检查:白细胞 $5.8×10^9/L$,中性粒细胞 90.2%,血小板 $41×10^9/L$,嗜酸性粒细胞 0,血红蛋白正常;谷丙转氨酶 50 U/L,谷草转氨酶 169 U/L,肌酸激酶 356 U/L;尿蛋白(±)。予以抗生素静脉滴注。次日复查血小板 $32×10^9/L$,白蛋白 22.9 g/L;尿蛋白(+),尿潜血(+)。检查发现左下肢有一焦痂,建议转上级医院治疗。上级医院入院查体:体温 38.0 ℃,心率 105 次/分,呼吸 20 次/分,血压 105/68 mmHg。神清,精神弱,急病面容。颈部可触及 3~5 个淋巴结,最大者直径约 1.5 cm,活动度可,左下肢见直径约 3 cm 的淡红色皮疹,中间有焦痂伴脱皮,周围有透明水疱,最大者直径约 0.8 cm。躯干及四肢可见褐色皮疹,腰部见一大小约 5 cm ×3 cm 瘀斑,足面散在针尖样出血点,双侧眼睑高度水肿,结膜无充血,双下肢轻度水肿。余未见异常。当地有蜱。

病例 2

女孩,12 岁。因"左下肢皮肤起红疹伴痒、痛 4 天"就诊。患者于 4 天前外出游玩时被昆虫叮咬左小腿后局部起红色皮疹,自觉有轻度的瘙痒和烧灼感,伴乏力、头痛、发热,自测体温 38.2 ℃,皮损逐渐向外呈环状扩展,中央部分消退呈紫红色。虫体经当地疾病预防控制中心确定为蜱。查体:一般情况尚可,体温 38 ℃,其他未见明显异常。皮肤科查体:左小腿外侧见大片水肿性红斑,最大直径 18 cm,边界清楚,边缘不规则、稍隆起,表面光滑无鳞屑,中央皮疹已消退呈暗紫色;皮损处皮温略高,触之稍硬;邻近及全身淋巴结未扪及明显肿大;四肢关节活动自如。实验室检查:白细胞 $10.0×10^9/L$,中性粒细胞 64%,红细胞沉降率(ESR)24 mm/h;尿潜血弱阳性,尿蛋白弱阳性;肝肾功能基本正常。

病例 3

男,37 岁,因"发热、全身肌肉酸痛乏力 2 天"入院。10 天前有赤足下田劳动史。查体:体温 38.5 ℃,脉搏 100 次/分,血压 100/60 mmHg,呼吸 20 次/分。神志清楚,颈软,球结膜充血,心肺(一),双侧腹股沟触及多枚肿大淋巴结,有压痛,腓肠肌压痛阳性。血常规:白细胞 $12.6×10^9/L$。尿常规:蛋白(+)。

病例 4

女,28 岁,因"发热、少尿、腰痛 1 周"入院。查体:体温 38.1 ℃,脉搏 115 次/分,血压 100/70 mmHg。精神不振,神志清楚。皮肤及巩膜无黄染,腋下无出血点,皮肤注射部位见瘀斑,球结膜轻度水肿,咽部充血。心肺未见异常。腹部膨隆,无压痛及反跳痛,双下肢明显水肿,肾区叩击痛。尿量 600 mL/24h。实验室检查:抗 HCV(一),HBsAg(一)。白细胞 $15.6×10^9/L$,红细胞 $3.57×10^{12}/L$,血红蛋白 127 g/L,血小板 $87×10^9/L$,中性粒细胞 82.3%;尿蛋白(++)。生化全项:谷丙转氨酶 1176 U/L,谷草转氨酶 2583 U/L,总胆红素 47.8 μmol/L,白蛋白 26.8 g/L,尿素氮 7.85 mmol/L, 肌酐 128.5 μmol/L,K^+ 3.65 mmol/L,Na^+ 136 mmol/L,二氧化碳结合力18.2 mmol/L,凝血酶原活动度 75.45%。心脏超声:左心室扩大,二尖瓣关闭不全。心电图:电轴右偏。胸片:双下肺渗出性病变,心影增大。给予利尿、扩肾、纠酸、保肝、抗炎、止血及对症支持治疗,10 天后痊愈出院。

思考题答案

思考题

1. 何谓外斐试验？其医学意义是什么？
2. 简述钩端螺旋体病的发病过程及转归。
3. 简述汉坦病毒的主要生物学性状。

病例分析与实验设计参考

（邬国军）

Note

附录 1　常用染色液的配制

一、革兰染色液

1. 结晶紫染色液
(1)成分:1%草酸铵水溶液 80 mL,结晶紫 2 g,95%乙醇 20 mL。
(2)方法:
①将结晶紫溶于 95%乙醇中,得结晶紫乙醇饱和溶液。
②与 1%草酸铵水溶液混合,即为使用液。
③室温下放置 24 h,过滤后备用。

2. 卢戈碘液
(1)成分:蒸馏水 1 L,碘化钾 2 g,碘 1 g。
(2)方法:
①先将碘化钾溶于少量蒸馏水中,加碘,使之完全溶解。
②加蒸馏水至 300 mL,储存于棕色瓶内备用。
③注意:如果溶液变为浅黄色则不能使用。

3. 95%乙醇脱色液

4. 稀释石炭酸复红染色液
(1)成分:蒸馏水 900 mL,碱性复红 1 g,95%乙醇 10 mL,5%石炭酸 90 mL。
(2)方法:
①将碱性复红溶于 95%乙醇,与 5%石炭酸混合,即得碱性复红乙醇饱和液。
②使用时将此饱和液加蒸馏水稀释 10 倍,即为稀释石炭酸复红染色液。

二、抗酸染色液

1. 石炭酸复红染色液
(1)成分:碱性复红 1 g,95%乙醇 10 mL,5%石炭酸 90 mL。
(2)方法:先将碱性复红溶于 95%乙醇中,再加入 5%石炭酸混合均匀,置于棕色瓶内备用。

2. 3%盐酸乙醇脱色液
(1)成分:浓盐酸 3 mL,95%乙醇 10 mL。
(2)方法:将浓盐酸缓慢加入 95%乙醇中混合均匀,置于棕色瓶内备用。

3. 碱性亚甲蓝复染液
(1)成分:
①甲液:亚甲蓝 3 g,95%乙醇 30 mL。
②乙液:蒸馏水 100 mL,KOH 0.01 g。
(2)方法:先将亚甲蓝溶于 95%乙醇中,即为甲液。再将 KOH 溶于蒸馏水中,最后将甲液和乙液两者混合,置于棕色瓶内备用。

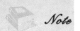

三、阿伯特染色液

1. 甲液

(1)成分:蒸馏水 100 mL,甲苯胺蓝 0.15 g,孔雀绿 0.2 g,95％乙醇 2 mL,冰乙酸 1 mL。

(2)方法:将上述成分依次溶于蒸馏水中,配好后室温放置 24 h,滤纸过滤,装入棕色瓶中即可。

2. 乙液

(1)成分:蒸馏水 300 mL,碘化钾 3 g,碘 2 g。

(2)方法:先将碘化钾溶于少量蒸馏水中,再加碘,待完全溶解后加入蒸馏水至 300 mL,装入棕色瓶备用。

四、奈瑟染色液

1. 甲液

(1)成分:

①第一染液:亚甲蓝 1 g,95％乙醇 30 mL,冰乙酸 50 mL,蒸馏水 100 mL。

②第二染液:结晶紫 1 g,95％乙醇 10 mL,蒸馏水 300 mL。

(2)方法:将第一染液与第二染液按体积比 2∶1 混合即可。

2. 乙液

(1)成分:蒸馏水 300 mL,黄叱精 1～2 g。

(2)方法:将黄叱精溶于热蒸馏水中,待完全溶解后过滤即成。

五、复红亚甲蓝芽胞染色液

1. 初染液　石炭酸复红染色液(配方见前)。

2. 脱色液　95％乙醇。

3. 复染液　碱性亚甲蓝(配方见前)。

六、荚膜染色液——Hiss 硫酸铜染色液

1. 甲液

(1)成分:蒸馏水 95 mL,结晶紫乙醇饱和液 5 mL。

(2)方法:取结晶紫乙醇饱和液加入蒸馏水,混匀置于棕色瓶内保存备用即可。

2. 乙液　20％硫酸铜水溶液。

七、鞭毛染色法

1. 甲液

(1)成分:蒸馏水 60 mL,碱性复红 0.4 g,无水乙醇 30 mL,鞣酸 1.5 g,氯酸钾 0.9 g。

(2)方法:先将碱性复红溶于无水乙醇内,配制成碱性复红无水乙醇溶液,另将鞣酸溶于蒸馏水中,加入已配好的碱性复红无水乙醇溶液中,使其混合均匀。再置于棕色磨口瓶内保存备用。

注意:该试剂可冷藏保存 1～2 个月。

2. 乙液

(1)成分:蒸馏水 100 mL,亚甲蓝 0.2 g,石炭酸 2.5 g。

(2)方法:先将石炭酸加入蒸馏水中,加热使其溶解,再加入亚甲蓝,充分溶解并混合均匀,并置于棕色磨口瓶内保存备用。

八、Fontana 镀银染色液

1. 罗吉固定液

(1)成分:蒸馏水 100 mL,冰乙酸 1 mL,甲醛溶液 2 mL。

(2)方法:先将冰乙酸和甲醛溶液混合,再加蒸馏水混匀,置于棕色瓶内保存备用即可。

2. 鞣酸媒染液

(1)成分:蒸馏水 100 mL,鞣酸 5 g,石炭酸 1 g。

(2)方法:将鞣酸和石炭酸分别溶于少量的蒸馏水中,待完全溶解后加足所需溶液量,并充分混匀,置于棕色瓶内保存备用即可。

3. Fontana 银溶液

(1)成分:蒸馏水 100 mL,硝酸银 5 g。

(2)方法:将硝酸银溶于蒸馏水中,并充分混匀,置于棕色瓶内保存备用即可。

(3)注意:

①在临用前取 Fontana 银溶液 20 mL 慢慢滴入 10% 氨水中,至所产生的棕色沉淀物经摇动溶解为止。如果所配溶液很澄清,可再加入硝酸银数滴,直至溶液摇匀后显示轻度混浊为止。

②标本涂片宜薄,自然风干(不用火焰固定),滴加固定液作用 1～2 min,用无水乙醇洗涤即可。

九、棉蓝染色液

(1)成分:蒸馏水 20 mL,石炭酸 20 g,乳酸 20 mL,甘油 40 mL,棉蓝 0.05g。

(2)方法:将石炭酸、乳酸、甘油分别加入蒸馏水中,微微加热,在加入棉蓝,摇匀,用滤纸过滤,装入棕色瓶即可。

十、瑞氏染色液

(1)成分:瑞氏染料 0.1 g,甲醛 60 mL,甘油 3 mL。

(2)方法:将瑞氏染料 0.1 g 放入洁净的乳钵中研细,加入少量的甲醛继续研磨,待染料全部溶解后,倒入棕色瓶内,再用剩余的甲醛将乳钵中染料逐渐洗入瓶内保存,并加入甘油 3 mL,以防止染色时甲醛蒸发过快,同时也可使细胞染色较清晰。

十一、碱性亚甲蓝染色液

1. 甲液

(1)成分:亚甲蓝 0.3 g,95% 乙醇 30 mL。

(2)方法:将亚甲蓝溶解于95%乙醇中即可。

2. 乙液

(1)成分:蒸馏水 100 mL,氢氧化钾 0.01 g。

(2)方法:将氢氧化钾溶于蒸馏水中即可。最后再将甲、乙两液混合。

十二、吉姆萨染色液

(1)成分:吉姆萨色素 1 g,甘油 66 mL,甲醇 66 mL。

(2)方法:

①取 1g 吉姆萨色素加入 66 mL 甘油中,混匀,60°保温溶解 2 h。

②再向其中加入 66 mL 甲醇,混匀,即配成吉姆萨色素原液。

③此原液在使用前用 PBS 稀释 10 倍配制成吉姆萨染色液,吉姆萨染色液可保存一个月左右。

(崔古贞)

附录 2 常用培养基的配制

一、血清肉汤培养基

1. 成分 无菌血清 100 mL，肉汤 300 mL。

2. 制备方法

(1)先将肉汤分装于 12 mm×120 mm 试管中，每管约 3 mL，经 121 ℃ 20 min 高压蒸汽灭菌备用。

(2)将无菌血清加入肉汤管中(注意无菌操作)，每管加 0.5～1 mL，置于 4 ℃冰箱保存备用。

3. 用途 乙型溶血性链球菌等细菌的分离培养。

4. 注意事项 血清不能高压蒸汽灭菌，只能通过滤菌器过滤除菌。

二、血琼脂平板

1. 成分 琼脂粉 1.5 g，肉汤(肝化汤)100 mL，无菌脱纤维羊血 10 mL。

2. 制备方法

(1)将琼脂粉加入肉汤(肝化肠)中，经 121 ℃高压蒸汽灭菌 20 min。

(2)取出冷却至 45～50 ℃，加入无菌脱纤维羊血(注意无菌操作)，充分摇匀，注意不要使培养基起泡，倾注平板，置于 4 ℃冰箱保存备用。

3. 用途 营养要求较高的细菌分离培养或观察细菌的溶血现象。

三、巧克力色血琼脂平板

1. 成分 琼脂粉 2.0 g，肉汤(肝化汤)100 mL，无菌脱纤维羊血 10 mL。

2. 制备方法

(1)将琼脂粉加入肉汤(肝化肠)中，经 121 ℃高压蒸汽灭菌 20 min。

(2)取出冷却到 80～90 ℃，加入无菌脱纤维羊血(注意无菌操作)，充分摇匀，冷凝后即呈巧克力色，4 ℃冰箱保存备用。

3. 用途 常用于脑膜炎奈瑟菌、淋病奈瑟菌等细菌的分离培养。

四、葡萄糖蛋白胨水培养基

1. 成分 蒸馏水 100 mL，蛋白胨 0.5 g，磷酸氢二钾 0.5 g，葡萄糖 0.5 g。

2. 制备方法

(1)将上述成分依次溶于蒸馏水中。

(2)用 1 mol/L NaOH 调 pH 至 7.6，用滤纸过滤。

(3)分装于 12 mm×120 mm 试管中，每管 3～4 mL，经 115 ℃高压蒸汽灭菌 15 min，置于 4 ℃冰箱备用。

3. 用途 常用于甲基红试验及 VP 试验。

五、蛋白胨水培养基

1. 成分 蒸馏水 100 mL,蛋白胨(或胰蛋白胨)2 g,氯化钠 0.5 g。

2. 制备方法

(1)用少量蒸馏水将蛋白胨和氯化钠混合溶解,再加蒸馏水定容至 100 mL,用 1 mol/L NaOH 调 pH 至 7.6,用滤纸过滤。

(2)分装于 12 mm×120 mm 小试管中,每管 3～4 mL,经 121 ℃高压蒸汽灭菌 20 min,置于 4 ℃冰箱备用。

3. 用途

(1)吲哚试验(靛基质试验)。

(2)单糖发酵管基础液。

(3)碱性蛋白胨水的基础液。

(4)中国蓝平板、SS 平板的基础培养基。

(5)半固体培养基的基础培养基。

六、枸橼酸盐斜面

1. 成分 蒸馏水 100 mL,磷酸二氢铵 2 g,氯化钠 0.1 g,磷酸氢二钾 0.1 g,琼脂粉 1.5 g,枸橼酸钠 0.5 g,氯化钠 0.5 g,硫酸镁 0.02 g,0.5%溴麝香草酚蓝乙醇溶液(指示剂)2 mL。

2. 制备方法

(1)将除指示剂和琼脂粉外的上述成分溶于水中。

(2)用 1mol/L NaOH 调 pH 到 6.8,再加入琼脂粉和指示剂,并加热至琼脂粉完全溶解。

(3)分装于 15 mm×150 mm 试管中,每管 5～7 mL,经 121 ℃高压蒸汽灭菌 20 min,制成斜面备用(冷却后,培养基应为绿色)。

3. 用途 常用于枸橼酸盐利用试验。

七、醋酸铅培养基(克氏基)

1. 成分 蛋白胨水培养基 100 mL,硫代硫酸钠 0.25 g,醋酸铅 0.2 g,琼脂粉 0.2 g。

2. 制备方法

(1)将除琼脂粉外的上述成分溶解。

(2)加入琼脂粉,加温,使琼脂粉溶解。

(3)分装于 12 mm×120 mm 试管中,每管约 3 mL,经 121 ℃高压蒸汽灭菌 20 min,置于 4 ℃冰箱保存备用。

3. 用途 常用于硫化氢产生试验。

八、尿素琼脂斜面培养基

1. 成分 蒸馏水 90 mL,氯化钠 0.5 g,葡萄糖 0.1 g,琼脂粉 1.5 g,蛋白胨 0.1 g,0.6%酚红水溶液(指示剂)0.2 mL,磷酸二氢钾 0.2 g,20%尿素水溶液(滤过除菌)10 mL。

2. 制备方法

(1)除尿素、琼脂粉和指示剂外,将其余成分依次加于水中加热溶解。

(2)将培养基用 1 mol/L NaOH 调节 pH 至 6.8～6.9,再加入琼脂粉和指示剂,经 115 ℃10 min 高压蒸汽灭菌。

(3)冷却至 60 ℃左右时加入经过滤除菌的 20%尿素水溶液,混匀,分装于 15 mm×150 mm 无菌试管中,每管约 5 mL,制成斜面备用。

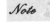

3. 用途　常用于尿素分解试验。

4. 注意事项

(1)尿素不耐热,可用滤菌器过滤除菌。

(2)尿素不能久存,需新鲜配制。

九、肝消化液培养基

1. 成分　蒸馏水 1000 mL,浓盐酸 10 mL,猪肝 100 g,猪胃 100 g。

2. 制备方法　取新鲜猪胃,除去外表的筋膜、脂肪后洗净,内面用流水冲去食物残渣。新鲜猪肝除去筋膜后洗净。分别绞碎猪胃、猪肝,各称取 100 g 混合,加入 48 ℃蒸馏水 1000 mL 混匀。用浓盐酸调整 pH 为 2～3,置于 48～52 ℃水浴,每间隔 30～60 min 摇动一次,消化 8h。虹吸上清液经绒布过滤,用 NaOH 调整 pH 为 5～6。煮沸 15 min,冷却沉淀后虹吸上清液,调整 pH 为 7.6,再煮沸 10 min,冷却沉淀后虹吸上清液分装,经 121 ℃高压蒸汽灭菌 20 min,置于 4 ℃冰箱保存备用。

3. 用途　常用作肉汤培养基、琼脂培养基的基础培养基等。

十、牛肉消化液培养基

1. 成分　蒸馏水 1000 mL,氯仿 20 mL,Na_2CO_3 调 pH 为 8.0,胰蛋白酶 30 g,新鲜牛肉100 g,乙酸调 pH 为 6.0。

2. 制备方法　取新鲜牛肉除去外表的筋膜、肌腱及脂肪后绞碎,称取 100 g 加蒸馏水 1000 mL 煮沸 15 min。用 Na_2CO_3 调 pH 为 8.0。待温度降至 40 ℃时加胰蛋白酶 30 g 和氯仿 20 mL,置于 40 ℃水浴内消化 8 h,并注意保持 pH 为 8.0。用乙酸调 pH 为 6.0。煮沸 10 min。冷却沉淀后虹吸上清液,经绒布过滤,用 NaOH 调 pH 为 7.6,再煮沸 10 min。冷却沉淀后虹吸上清液,经绒布过滤,分装,经 121 ℃高压蒸汽灭菌 20 min,置于 4 ℃冰箱保存备用。在 100 mL 牛肉消化液培养基中加入琼脂粉 2 g,即为牛肉消化液琼脂固体培养基。

十一、糖发酵管

1. 成分　蛋白胨水 500 mL,糖粉剂(葡萄糖/乳糖/麦芽糖/甘露醇/蔗糖)各 1 g,1.6%溴甲酚紫乙醇溶液(指示剂)约 0.5 mL。

2. 制备方法

(1)除糖外,将蛋白胨水和指示剂混合摇匀,分成五组。

(2)分别加入各种不同的糖,溶解,做好标记。

(3)分别装入已盛有集气小管的试管中,每管约 3 mL 左右,并标明红、黄、蓝、白、黑五种颜色(分别代表葡萄糖、乳糖、麦芽糖、甘露醇、蔗糖)。

(4)经 115 ℃高压蒸汽灭菌 10 min,置于 4 ℃冰箱中备用。

3. 用途　主要用于检测细菌对各种糖的发酵能力,如果细菌产酸使 pH 下降,培养基可由紫色转变成黄色,如果细菌分解糖产酸和产气,可见培养基变黄色和集气小管内有气泡。

十二、中国蓝琼脂平板

1. 成分　蒸馏水 100 mL,氯化钠 0.5 g,琼脂粉 1.5 g,1%玫瑰色酸乙醇溶液 1 mL,牛肉膏 100 g,乳糖 1 g,蛋白胨 2 g,1%中国蓝水溶液(指示剂)0.5 mL。

2. 制备方法

(1)除指示剂外,将其余成分混合并溶于水中,经 115 ℃高压蒸汽灭菌 10 min。

(2)1%中国蓝水溶液经 121 ℃高压蒸汽灭菌 20 min。

(3)取出培养基冷却至 50～60 ℃,无菌操作加入 1‰中国蓝水溶液 0.5 mL 和 1‰玫瑰色酸乙醇溶液 1 mL,充分摇匀,倾注平板,置于 4 ℃冰箱保存备用。

(4)接种前先取出培养基放于 37 ℃温箱中孵育 1 h 左右,使表面干燥,便于细菌分离。

3. 用途　常用于沙门菌属、志贺菌属等肠道致病菌的分离。

4. 注意事项　在制备中国蓝琼脂平板时,需注意 pH 的准确性,过酸和过碱都不适合用作培养基。中国蓝琼脂平板是鉴别培养基,其中玫瑰色酸能抑制革兰阳性细菌的生长,但对大肠埃希菌的抑制作用较弱。中国蓝为指示剂,酸性时呈蓝色,碱性时无色。大肠埃希菌能分解乳糖,产酸,菌落呈蓝色,菌落中心为深蓝色,沙门菌及志贺菌不分解乳糖,菌落为无色半透明。

十三、双糖铁培养基

1. 成分　蒸馏水 100 mL,蛋白胨 1 g,氯化钠 0.5 g,硫代硫酸钠 0.05 g,硫酸亚铁铵 0.5 g,葡萄糖 0.1 g,乳糖 1 g,琼脂粉 1 g,酚红(指示剂)0.025 g,牛肉浸膏 0.5 g。

2. 制备方法

(1)除指示剂和琼脂外,将其余成分混合,加热溶解,调 pH 至 7.6。

(2)加入琼脂粉,煮沸溶解,再加入酚红。

(3)分装于 15 mm×150 mm 试管中,每管约 8 mL,经 115 ℃高压蒸汽灭菌 15 min,制成高层斜面,置于 4 ℃冰箱保存即可。

3. 用途　供致病性肠道杆菌鉴定用。致病性肠道杆菌多不分解乳糖,只分解葡萄糖,因此培养基底部变黄,斜面颜色不变,仍为红色。细菌若能分解葡萄糖和乳糖,则产酸量多,指示剂酚红使培养基由红色变黄色。如果细菌分解糖产气,可以看见培养基底部有气泡,若细菌分解含硫氨基酸产生硫化氢,则培养基中有黑色沉淀物产生。

十四、鸡蛋斜面培养基

1. 成分　新鲜鸡蛋 100 mL(约 3 个),无菌肝化汤(pH 7.6)30 mL。

2. 制备方法

(1)取 3 个新鲜鸡蛋洗净,并放于 75%乙醇中浸泡消毒 30 min。

(2)取出已浸泡消毒过的鸡蛋,用无菌操作法将鸡蛋液倒入含有玻璃碴的无菌三角瓶中,振摇均匀。再按比例加入无菌肝化汤。混匀即可。

(3)无菌分装于 15 mm×150 mm 大试管中,每管 5～6 mL,并置于血清凝固器内加热 80 ℃ 1 h,使其凝固成斜面,或置于 80 ℃烤箱中,保温 1～2 h,使其凝固成斜面也可。

(4)取出置于 37 ℃温箱过夜,无菌生长即可使用。

3. 用途　鸡蛋斜面培养其为白喉棒状杆菌专用培养基,所培养出的白喉棒状杆菌异染颗粒明显。

十五、亚碲酸钾血琼脂平板

1. 成分　营养琼脂(pH 7.6)100 mL,1%亚碲酸钾水溶液 4.5 mL,10%葡萄糖水溶液 2 mL,无菌脱纤维羊血或兔血 10 mL。

2. 制备方法

(1)将营养琼脂经 121 ℃高压蒸汽灭菌 20 min。

(2)待冷却至 40～50 ℃时,以无菌操作法加入无菌亚碲酸钾溶液、葡萄糖水溶液及脱纤维血液。三者混合均匀后,倾注于无菌平血中,凝固后待用。

3. 用途　培养和鉴别白喉棒状杆菌。白喉棒状杆菌可将碲盐还原成金属碲,使菌落呈黑褐色。

4.注意事项 亚碲酸钾水溶液和葡萄糖水溶液只能经 115 ℃高压蒸汽灭菌 10 min 或过滤除菌。

十六、Elek 琼脂培养基

1.成分 肝化汤(pH 7.6)100 mL,0.9％乳酸钙水溶液 10 mL,无菌小牛血清 20 mL,3％麦芽糖 10 mL,蛋白胨 0.5 g,琼脂粉 1.5 g。

2.制备方法 除无菌小牛血清外,将其余成分先混合,115 ℃高压蒸汽灭菌 15 min,冷却至 50 ℃左右时,加入无菌小牛血清,混匀,倾注于无菌平血中,待凝后备用。

3.用途 测定白喉棒状杆菌产毒能力。

十七、罗氏培养基

1.成分 磷酸二氢钾(无水)0.96 g,枸橼酸镁 0.012 g,马铃薯粉 6 g,新鲜鸡蛋 8～10 个,硫酸镁 0.048 g,天门冬素 0.72 g,中性甘油 2.4 mL,4.1％孔雀绿水溶液(指示剂)8 mL。

2.制备方法

(1)除鸡蛋、马铃薯粉和指示剂外,将其余成分混合,置于沸水浴中加热溶解后,加入马铃薯粉,继续加热 30 min,并且随时搅拌,使其成糊状。

(2)冷却至 50～60 ℃时,加入事先用无菌玻璃碴打碎的全鸡蛋液和孔雀绿,充分混匀。

(3)分装无菌试管,每管约 10 mL,斜置于血清凝固器或 80 ℃烤箱内,加热 2 h,待其完全凝固,注意避免产生气泡,置于 4 ℃冰箱备用。

3.用途 培养结核分枝杆菌,其中孔雀绿能抑制杂菌生长。注意:制好的培养基应有一定的凝结水,以避免长期培养而引起干裂。

十八、柯索夫培养基

1.成分 蒸馏水 500 mL,磷酸二氢钠 0.48 g,氯化钙 0.02 g,磷酸二氢钾 0.09 g,维生素 B_{12} 0.8 mg(注射液 1 支),氯化钠 0.7 g,氯化钾 0.7 g,碳酸氢钠 0.01 g,无菌兔血清 40 mL,蛋白胨0.4 g。

2.制备方法

(1)除无菌兔血清、维生素 B_{12} 外,将其余成分混合,加热溶解后,调 pH 为 7.2,经 121 ℃高压蒸汽灭菌 20 min,待冷后备用。

(2)以无菌操作法加入无菌兔血清和维生素 B_{12} 制成的 8％的血清溶液。

(3)分装于无菌试管(15 mm×150 mm)中,每管约 10 mL,置于 56 ℃水浴 1 h,冷却后置于 4 ℃冰箱保存备用。

3.用途 培养钩端螺旋体。

4.注意事项 兔血清质量差别大,故需采用混合的兔血清(至少 3 只兔)。

十九、沙保弱培养基

1.成分 蒸馏水 100 mL,葡萄糖 4 g,琼脂粉 2 g,蛋白胨 1 g。

2.制备方法 依次混合以上成分,加热使其完全溶解,并分装于 15 mm×150 mm 的大试管中,每管约 6 mL,经 115 ℃高压蒸汽灭菌 10 min,取出制成斜面,冷却凝固后备用。

3.用途 培养真菌。

4.注意事项 培养基不必矫正 pH。用于芽管形成试验,琼脂浓度可为 1.5％。

二十、绿脓菌素测定用假单胞菌琼脂培养基

1.成分 蒸馏水 1000 mL,硫化钾(无水)10 g,琼脂粉 18 g,氯化镁(无水)1.4 g,甘油(化学

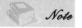

纯)10 g,蛋白胨 20 g。

2.制备方法

(1)将蛋白胨、氯化镁、硫化钾和蒸馏水混合,加热使其充分溶解,调 pH 至 7.4。

(2)煮沸后过滤,并以蒸馏水补足液量。

(3)加入甘油振摇均匀后再加入琼脂粉煮沸溶解,分装于 15 mm ×150 mm 试管,每管约 5 mL。经 121 ℃高压蒸汽灭菌 20 min,制成斜面备用。

3.用途　可促进绿脓菌素的形成,供测定绿脓菌素用。

二十一、蛋白胨半固体培养基

1.成分　蒸馏水 100 mL,琼脂粉 0.5 g,氯化钠 0.5 g,蛋白胨 1 g。

2.制备方法

(1)除琼脂粉外,将其他成分加热溶解,调 pH 至 7.6。

(2)加入琼脂粉煮沸溶解,分装于 12 mm ×100 mm 试管中,每管约 3 mL,经 121 ℃高压蒸汽灭菌 20 min,置于 4 ℃冰箱保存备用。

3.用途　观察细菌动力及保存菌种用。

二十二、伊红美蓝琼脂平板

1.成分　蛋白胨 1 g,乳糖 1 g,0.5％美蓝(又称亚甲蓝)水溶液(指示剂)1 mL,氯化钠 0.5 g,2％伊红水溶液(指示剂)2 mL,琼脂粉 1.5～2 g。

2.制备方法

(1)除琼脂粉和指示剂外,将其余成分混合溶解,调 pH 至 7.6。

(2)115 ℃高压蒸汽灭菌 10 min,冷至 50～60 ℃时,以无菌操作法分别加入无菌的 2％伊红水溶液和 0.5％美蓝水溶液,混匀。

(3)倾注于无菌平皿内,每皿约 10 mL,凝固后,经 37 ℃温箱过夜,次日取出无污染即可使用。

3.用途　供致病性肠道杆菌的分离鉴定。

二十三、庖肉培养基

1.成分　蒸馏水约 1 000 mL,精瘦牛肉约 300 g。

2.制备方法

(1)将牛肉清洗干净,切成小粒后加入蒸馏水约 1000 mL。

(2)在火上反复煮沸,将漂浮的油脂弃掉,直至油脂完全消失即可。

(3)将制牛肉浸液时剩下并经过处理的牛肉渣,装入 15 mm×150 mm 的试管中,每管约 1 g。

(4)将制好的牛肉浸液调 pH 至 7.6,加入已装好牛肉渣的试管内,每管 10～15 mL。

(5)经 121 ℃高压蒸汽灭菌 20 min,置于 4 ℃冰箱保存备用。

3.用途　分离培养厌氧菌。

二十四、SS琼脂平板

1.成分　蒸馏水 100 mL,胆盐 1 g,硫代硫酸钠 1 g,牛肉浸膏 0.5 g,乳糖 1 g,枸橼酸钠 1.4 g,枸橼酸铁 0.05 g,琼脂粉 1.8 g,0.01％煌绿溶液(指示剂)1 mL,蛋白胨 1 g。

2.制备方法

(1)除琼脂粉和指示剂外,将其余成分混合加热溶解,调 pH 至 7.4。

(2)加入琼脂粉和指示剂,再加热使琼脂粉完全溶解,倾注平皿,备用。

3.用途　分离沙门菌和志贺菌。

二十五、麦康凯琼脂平板

1. 成分　琼脂 20 g,蛋白胨 20 g,NaCl 5 g,乳糖 10 g,胆盐 5 g,1% 中性红水溶液(指示剂)5 mL,蒸馏水 100 mL。

2. 制备方法

(1)将蛋白胨、NaCl、胆盐加入 1000 mL 蒸馏水中,加热溶解。

(2)调整 pH 至 7.6,再用滤纸过滤。

(3)用少量蒸馏水将乳糖溶于试管中,115 ℃高压蒸汽灭菌 15 min。

(4)将琼脂及中性红水溶液加入滤液中,121 ℃高压蒸汽灭菌 15 min。

(5)将已灭菌的培养基趁热加入已灭菌的乳糖,混合后倾入无菌平皿中,每平皿 15~20 mL,冷却凝固后,置于 37 ℃温箱 18~24 h,做无菌试验和质量鉴定,如无细菌生长且质量合格,即可使用。

3. 用途　用于肠道致病菌的选择性分离、培养。

二十六、TCBS 琼脂平板

1. 成分　酵母浸粉 5 g,蛋白胨 10 g,硫代硫酸钠 10 g,枸橼酸钠 10 g,牛胆粉 5 g,牛胆酸钠 3 g,蔗糖 20 g,氯化钠 10 g,柠檬酸铁 1 g,溴麝香草酚蓝 0.04 g,麝香草酚蓝 0.04,蒸馏水 1000 mL,琼脂 15 g。

2. 制备方法　依次混合上述成分,加热溶解,调 pH 至 8.6 后煮沸,冷至 45~50 ℃时,倾入无菌平皿,备用。

3. 用途　用于致病性弧菌的选择性分离。

二十七、石蕊牛乳培养基

1. 成分　20% 新鲜脱脂牛乳 100 mL,石蕊乙醇饱和溶液 0.1 mL。

2. 制备方法

(1)将新鲜脱脂牛乳置于锥形瓶中,于水浴中煮沸 30 min,冷后置于冰箱内 2 h(或放置过夜)。

(2)用吸管吸取下层脱脂牛乳,注入另一锥形瓶,上层乳脂弃去。

(3)于 100 mL 脱脂牛乳内加入 1.6% 溴甲酚紫指示剂 0.1 mL,混匀后分装试管。

3. 用途　乳酸菌石蕊牛奶凝固试验。

二十八、葡萄糖高层琼脂

1. 成分　灭菌肉汤琼脂 100 mL,灭菌 20% 葡萄糖溶液 5 mL。

2. 制备方法　将灭菌肉汤琼脂熔化后,加入灭菌 20% 葡萄糖溶液 5 mL,摇匀后分装试管,使液面高 6~7 cm,待凝固后备用。

3. 用途　用于细菌的综合生化试验。

二十九、L 型鸡蛋培养基

1. 成分　基础培养基:蒸馏水 100 mL,NaCl 3~5 g,鸡蛋清 5 mL,酵母浸出物(粉)0.5 g,琼脂 0.8 g,50% 鸡蛋黄盐水溶液 2 mL,蛋白胨 1 g。

2. 制备方法　取新鲜鸡蛋一个,用 2.5% 碘酒、乙醇常规消毒蛋壳后以无菌操作法取蛋清于含玻璃碴的无菌三角瓶中,取蛋黄于含玻璃碴和 15 mL 生理盐水的无菌三角瓶中。充分振摇,使蛋清及蛋黄分散,置于 4 ℃冰箱保存备用。

将蛋白胨、酵母浸出物(粉)及 NaCl 加入蒸馏水中溶解,用 1 mol/L NaOH 调 pH 至 7.4~7.6

后加入琼脂。经 121 ℃高压蒸汽灭菌 20 min,冷却至 45～50 ℃时加入鸡蛋清及 50％鸡蛋黄盐水溶液,混匀倾注无菌平皿,凝固后置于 4 ℃冰箱保存备用。

3.用途　L 型细菌的高渗分离培养和荷包蛋样菌落的观察。

三十、明胶培养基

1.成分　明胶 12 g,肉汤 100 mL。

2.制备方法

(1)先将明胶加入肉汤中,沸水浴内溶解,不超过 15 min。

(2)分装试管,每管 3～5 mL,115 ℃高压蒸汽灭菌 15 min,置于 4 ℃冰箱保存备用。

3.用途　用于明胶液化试验。

4.注意事项　此培养基加热时间不宜过久,加热的次数不宜过多,否则,明胶将失去凝固能力而不能凝固。

三十一、石炭酸琼脂平板

1.成分　营养琼脂 100 mL,1∶10 石炭酸水溶液 1 mL。

2.制备方法　将 1∶10 石炭酸水溶液加入已熔化的营养琼脂中,充分摇匀混匀,倾注无菌平板,凝固后置 4 ℃冰箱保存备用。

3.用途　用于变形杆菌鞭毛变异的观察。

三十二、吕氏血清斜面

1.成分　牛血清 30 mL,1％葡萄糖肉浸液 10 mL。

2.制备方法

(1)将上述成分混合,分装约 4 mL 于 15 mm×150 mm 的试管中。

(2)斜置于血清凝固器内或干烤箱内,80～90 ℃加热约 2h,使其完全凝固为止。

(3)间歇灭菌三次,冷后放入 4 ℃冰箱保存备用。

3.用途　主要用于培养白喉棒状杆菌,亦可用来观察色素的产生。

4.注意事项　本培养基营养丰富,白喉棒状杆菌培养 10h 即能生长,异染颗粒明显。在分装时,应避免产生气泡。在血清凝固器内或干烤箱内加热时,温度不得高于 90 ℃,否则会产生气泡,以致培养基表面凹凸不平。此培养基应含少量凝结水,有利于细菌的生长。

三十三、马铃薯葡萄糖琼脂

1.成分　蒸馏水 1000 mL,琼脂 20 g,葡萄糖 30 g,马铃薯粉 200 g。

2.制备方法

(1)将上述成分混合,加热溶解,分装约 10 mL 于方瓶或 15 mm×150 mm 试管中。

(2)经 115 ℃高压蒸汽灭菌 15 min,置于 4 ℃冰箱保存备用。

3.用途　适用于多数真菌的分离培养。

（崔古贞）

参考文献

［1］ 李凡,徐志凯.医学微生物学［M］.9 版.北京:人民卫生出版社,2018.

［2］ 李梅,郑群.病原生物学与免疫学实验［M］.武汉:华中科技大学出版社,2021.

［3］ 田伟,刘水平,蒋立平.实验免疫学和病原生物学［M］.北京:人民卫生出版社,2021.

［4］ 曾庆仁,丁剑冰,陈利玉.免疫学和病原检测技术及基础与创新实验［M］.武汉:华中科技大学出版社,2013.

［5］ 张红军,吾拉木·马木提,刘水平.病原生物学实验［M］.武汉:华中科技大学出版社,2013.

［6］ 赵飞骏,李忠玉.病原生物学实验(医学微生物学分册)［M］.2 版.北京:科学出版社,2017.

［7］ 楼永良.临床微生物学检验技术实验指导［M］.北京:人民卫生出版社,2015.

［8］ 胡晓梅,饶贤才.医学微生物学实验指南［M］.北京:人民卫生出版社,2017.

［9］ 王敬华,葛平,陈蓉,等.临床微生物实验室细菌分离接种技术的研究进展［J］.检验医学,2015,30(7):757-760.

［10］ 刘月姣,李俭杰,孙一凡,等.利用培养组学技术分离培养肺部微生物群研究［J］.微生物学报,2022,62(3):1110-1118.

［11］ 吴秀祯,李姝丽,王志贤,等.抗菌药物快速表型药敏检测技术研究进展［J］.临床检验杂志,2021,39(11):849-852,858.